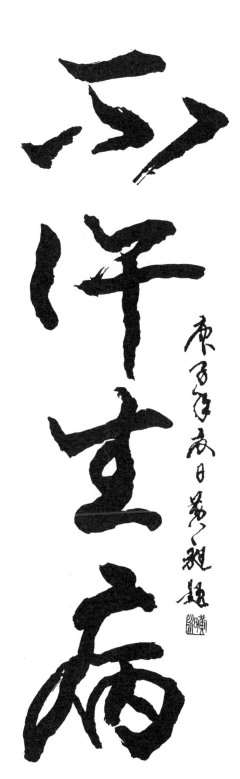

海洋生烏

保持健康是做人的责任。

——巴鲁赫·德·斯宾诺莎

（Baruch de Spinoza，荷兰哲学家，1632—1677）

谨以此书献给我一直走在健康管理正确道路上并作出示范作用的爱妻——范秀荣，和她那值得缅怀的二姐，一个始终走在健康促进相反道路上的典范——范桂荣！

不许生病

DON'T GET SICK

王小宁 著

科学出版社

北京

内 容 简 介

与我国社会经济高速发展、人民生活水平大幅提高态势相悖的是，在过去 40 年间，我国慢性病患者人群逐年攀升，医保体系不堪重负，因病返贫、致贫时有发生。尽管我国政府付出了巨大的努力和经济投入，仍然没有完全解决所有民众看病难、看病贵等问题。很大一部分原因是民众关注的焦点在医院，把对"不生病"的所有期许寄托于政府，没有充分认识到"每个人是自己健康的第一责任人"的理念，忽视了个人在健康促进中的作用。原因是什么？障碍是什么？出路又是什么？本书将从进化、文化、生物、经济和医学多个维度引导读者从中获得答案，并在其中有所顿悟。

"不许生病"是一种信条、信心和责任，制度和法规牵引必不可少。本书是一本普惠大众的书，适合所有读者。

图书在版编目（CIP）数据

不许生病/王小宁著. —北京：科学出版社，2021.3
ISBN 978-7-03-066938-4

Ⅰ.①不…　Ⅱ.①王…　Ⅲ.①保健－基本知识　Ⅳ.① R161

中国版本图书馆 CIP 数据核字（2020）第 225933 号

责任编辑：李国红　钟　慧/责任校对：王晓茜
责任印制：霍　兵/封面设计：陈　敬

科 学 出 版 社 出版

北京东黄城根北街 16 号
邮政编码：100717
http://www.sciencep.com

天津市新科印刷有限公司印刷
科学出版社发行　各地新华书店经销
*

2021 年 3 月第 一 版　开本：720×1000　1/16
2024 年 5 月第十次印刷　印张：14 1/2
字数：175 000

定价：**69.80 元**
（如有印装质量问题，我社负责调换）

导　言

　　随着社会的快速进步和经济的高速发展，国人对医疗的需求和要求也越来越高（有些民众甚至要求来了就得看，不但要看好，还要不花钱，最好还可以住个单间），但他们大部分人在自身生活方式的约束和合理的健康支出上基本不作为："饮食放任、生活放纵"。生病了就去医院，看得好皆大欢喜，看不好总有人抱怨这是医生不尽心、医院不给力，从而形成了独具特色的"健康悖论"——"生病是个人的权利，救治是政府的职责"。"健康悖论"不仅束缚着每一个中国普通民众，还束缚着政策的制定者，健康医疗的供给者。

　　医疗技术在进步，社会在发展，而我们对自身健康却没有给予足够关注。民众健康不能仅仅依赖政府和社会，民众自身也要承担起相应的责任。要想有健康体魄，我们自身健康的意识必须觉醒和崛起。

为什么很多人难以走在正确的健康道路上？答案很明确：因为我们很难真正下定决心去改变那些容易导致生病的陋习。夸张地说我们是不见棺材不落泪，直到病时方悔悟！我们会在患病时乱投医，花钱如流水，却难以在日常生活中约束自己，改变不良的生活方式，压缩不必要的开支，将其投入到必要的医疗健康保障上；我们会在痛风发作时嗷嗷大叫，下定决心控制饮食，而在疼痛过后不久又回到酒桌上继续大鱼大肉；有太多人在饭桌前，熟练地拿着胰岛素针在肚子上扎一下，然后心安理得地尽情享受眼前的美味佳肴，完全忘却糖尿病恶化带来的严重后果。

我们不是不想健康，而是通往健康的道路诱惑重重，百万年进化而来的本能在约束着我们，人情世故也在限制着我们，放下手中的筷子和酒杯实在困难！更别说还有食物成瘾和进食成瘾等诸多横在我们健康大道上的拦路虎。这也是"健康悖论"形成的外忧内患。

其实，生病还是不生病，在很大程度上，我们可以掌握主动权！

"不许生病"是一个信条，是一种信心，是一种素养，更是一种责任。

"不许生病"，意即对可防可控的疾病，个人要积极有效应对，这是对自己、家庭和社会负责。不许生病的信条既利己，也利他，不仅需要政策的牵引，更需要靠个人的主动努力。

不生病的武器掌握在我们每个人的手中，我们自己才是自身健康促进的主人，家庭健康的守门人。

不许生病！是我们的权利，更是我们的义务！

从现在开始我们要为自己的健康负责，为了提高全民的健康素养，为了整个中华民族的伟大复兴，我们要"少吃点、多动点、开心点、睡好点！"

前　记

　　1992年，我晋升为正教授，正年轻气盛，意气风发。我清晰地记得有一天，有个叫赵明的研究生来找我讨论制备氧化修饰低密度脂蛋白的单克隆抗体，这种脂蛋白恰是诱发动脉内皮斑块的罪魁祸首。课题有些挑战性，但还是找到了解决方案，大家都很轻松。在我一人下楼回家的路上，脑子突然冒出一个念头让我打了个激灵，停下了脚步：如果我们到50来岁，出现了动脉硬化斑块，那不就再也逆转不了吗（我大学时的知识告诉我动脉硬化主要出现在50岁以后）？当时我就想，是不是趁我还在30几岁时就应该采取点预防措施，才能保证到了50岁我的血管壁还是光滑的？

　　这是我人生中第一次自发的健康意识，这一刹那的念头后，我有了一丝控制饮食的想法（当时的主流观念是减少胆固醇的摄入）。遗憾的是，我并没有沉下去认真思考和归纳这一问题，更不知道健康还可以被管理，加之在那个激情澎湃的20世纪90年代，大家在外面尝试各类美味佳肴的机会很多，在家吃饭的次数越来越少，导致10年间，我保持了二十多年54公斤的体重（有点过瘦）也被突破，体重迅速冲到65公斤、70公斤、76公斤。突然有一天，我发觉弯腰时手很费力才能够到地面，腰腿之间明显隔着个肚子，更夸张的是，在我肚脐上方，竟然横斜着冒出一条特别刺眼的"妊娠纹"！我"发福"的速度之快可见一斑！

　　十几年放纵生活和增龄带来的健康问题在我身上相继出现：血脂、胆固醇升高，超过正常值；血压增高，被诊断为1级高血压。尤其是当我第一次做颈动脉B超检查时，医生说"你可得注意啦，你的血管已经有动脉粥样斑块的痕迹了"时，我心头一震，瞬间想起 1992 年的那一幕，有种心如刀割的悔恨感（其实回头看，与同龄人比，我当时的血管状态算是好的，1992 年那一闪念还是起了点作用）。

我现在常想，如果那年我在突然停下来想到动脉粥样硬化问题后，能抓紧与医生进行交流，或者到网上认真查一下，早点知道有颈动脉 B 超这么个监控的措施，到我现在这个岁数（2011 年，54 岁），血管一定还很光滑，那我健康活到九十几岁就不会有问题了。

没过太久我就感受了一次"痛如刀割"，犯了痛风！真的很痛。后来有人问我，痛风到底有多痛？我告诉他们，如果能顶得过痛风的折磨，就能顶得过敌人的严刑拷打。

机体健康亮起的黄灯，让我与周围所有代谢综合征或高血压病患者一样，经历了吃药还是不吃药，吃一段时间的药还是终身服药的纠结，但也让我开始认真审视我十几年前的想法，并努力寻找科学合理的答案。

2012 年，杨胜利院士牵头承担了中国工程院《我国转化医学发展战略研究》的重大咨询项目，邀请我做项目的总协调和执笔人，研究的重点内容是慢性病防控。而我此时也已回到了阔别八年的医学领域，开始以课题研究的形式探讨和思考慢性病防控和全民健康的问题。正所谓，不看不知道，一看吓一跳！当把数据归到一起后，结论就很吓人！

2017 年发布的报告显示，改革开放后，我国超重和肥胖人群比例大幅攀升，已占到总人口的约三分之一，儿童所占的比例更高，我国肥胖人口总数居全球第一位，由此引发的高血压、糖尿病、心脑血管疾病、慢性呼吸系统疾病、精神性疾病等慢性病的患病人数已居全球之首。根据我国首部《健康管理蓝皮书：中国健康管理与健康产业发展报告（2018）》，我国慢性病发病人数在 3 亿左右，接近美国总人口。慢性病患者或慢性病前期人群数量庞大，已成为民众因病致贫、返贫的重要原因之一，因此产生的疾病负担越来越重。

《2018年中国国民健康与营养大数据报告》中显示，慢性病已成为威胁中国人健康的致命因素，慢性病总患病率已达23%，其死亡率已占疾病死亡率的86%。慢性病人群数量之大，以至于如果把屈光不正（近视眼等）都算上，在我们周围要找一个严格意义上完全健康的人都很困难！然而，导致全民健康状态迅速恶化的主要原因，其根源却异常明了：吃得太多，动得太少！

改革开放后，民众不再忧虑"温饱"问题，但部分人却迅速转而处于"过饱"状态。全球经历了50～70年才出现的公共卫生问题，在我国改革开放后20年内就上演了一遍。可以说，这些慢性病问题，绝大多数都是"被我们自己吃出来的"！

原因就这么简单？对！就是这么简单！加上生活方式中的其他诸多危险因素：吸烟、酗酒、熬夜，都是这些慢性病，包括癌症发病的主要危险因素，这早已成为全球科学家和医生们的共识，也是联合国发起全球健康促进等行动计划的主要原因。

与此同时，我还注意到，国外文献，特别是世界卫生组织（WHO）文献中，在慢性病的表述前都会有一个词——可防可控（preventable），即可防可控的慢性疾病。但到了国内，这个词往往就被省略了。

这个词很重要！不能被省略，因为它对民众传递的是一种信心、设想，不管出现什么样的新发传染病，如果一开始就说这个传染病是可防可控的，能够减少很多社会恐慌。

这么重要的一个词为什么就被省略了呢？道理很简单，中国医改40多年，民众过分依赖政府和机构的医疗救治责任和公民享有医疗的权利，而没有足够重视民众健康促进的自身责任，慢性病可防可控的特征没有被充分体现。尽管，政府付出了巨大的努力和经济投入，仍然没有完全解决所有民众看病难、看病贵等问题，并形成了以下悖论局面——"健康悖论"。

"健康悖论"是指，随着社会的快速进步和经济的高速发展，国人对医疗的需求和要求也越来越高，有些民众甚至要求来了就得看，不但要看好，还要不花钱，最好还能住个单间，但大部分人在自身生活方式的约束和健康支出上几乎不作为。不加节制的饮食和放纵的生活方式导致个人健康岌岌可危，整个社会陷入了**"生病是个人的权利，救治是政府的职责"**的悖论困境。

如果民众依旧依赖传统的"救治模式"，不把关注的重点转到改变自身生活方式上，不能深刻认识**"每个人是自己健康的第一责任人"**的理念，真正提高个人健康意识，我国慢性病发病人数就难以下降，现行的医改道路就难以进行，医患关系就难以改善，全民健康促进的目标就难以落地，也就不会有"大健康产业"的群众基础和市场。

我第一次提出**"不许生病"**，是在2012年成都举行的首届温江健康城论坛上，这样一个观点，引发场内一阵哄笑。

"不许生病"意即个人对可防可控的疾病积极有效应对，这是对自己、家庭和社会负责任。全民健康促进必须化为公民意识和责任的一部分。

一晃7年过去了，终于等来了《国务院关于实施健康中国行动的意见》，这是继习近平总书记在2016年"全国卫生与健康大会"上强调要把全民健康放在优先发展战略地位，强调把以治病为中心转变为以人民健康为中心，动员全社会落实预防为主方针，特别强调公民个人的健康主体责任之后，我国全民健康促进的又一个重要里程碑。

2019年7月颁布的《健康中国行动（2019—2030年）》等相关文件，聚焦人民群众面临的主要健康问题和影响因素，将开展15个专项行动，实现了"关口前移"和"四个转变"，形成了政府、社会、家庭、个人推进健康中国建设的"组合拳"，对于全面提高我国人民健康水平具有重大意义。

　　然而，实际情况并没有那么乐观，正如2012年我提出"不许生病"口号的同时，我也说过，像我们这些学过医的人都搞不清楚如何去自我健康管理，民众就更是困惑了。而且，由于进化、生物学和文化等因素所导致的人们对不良生活方式的严重依赖性，要落地健康中国行动计划的各项指标，单靠倡导性教育和个人自觉是绝难实现的，还需要依靠政府相应政策，其间还会遇到无数难以克服的困难。

　　因此，中国人过去几十年慢性病攀升的成因要从进化、文化、生物、医学、社会和政策多个维度探讨，并通过国际成功案例分析，发挥我国制度优势，发挥政策法规的牵引作用，提高我国全民健康促进效率。

　　当我意识到自身和全民健康促进存在的这些问题时，就自己把自己先推上了强制性健康管理的轨道：体验节食、适当运动及合理药物干预，成效非常显著，我已连续多年各项生化指标正常；中度脂肪肝也已完全消失，特别是对于我这个从来不吃早饭的家伙来说，一直很光滑的胆囊壁是值得炫耀的一件事（通常的说法是不吃早饭会有胆囊息肉）；59岁那年，我用时19分20秒跑完了3000米，达到男军人45～50岁年龄段的体能标准，为我们这一代比上一代生物年龄年轻十几岁的论点提供了一个实证。

　　我总结的关于健康促进的观点和研究结果曾以论文的形式发表在不同的报刊杂志上，幸获读者和同仁的赞赏，鼓励我以"不许生病"作为开篇，全面叙述有关全民健康促进的，民众更加喜闻乐见的知识，同时，也为健康促进和管理的从业者提供一个共同探讨的平台，因而奋笔完成此作。

　　本书所期望的目的，就是让读者在读此书时能够有所感悟！进而有下决心节食和运动的冲动,有按期查体和理性服药的愿望和传播健康促进知识的动力。

本书强调的是民众在全民健康促进中个人的责任,以及担负起这一责任所面临的重重困难,关注健康促进相关的热点问题。书中章节和实例都在于例证所提核心观点,文中的重要论点和表述均有科学依据和文献出处,在表达上,力求通俗易懂,适合所有成年读者。

本书共分三篇,第一篇是观念篇,主要从进化、文化、生物学、医学、心理学和社会经济学多个维度阐明"健康悖论"的成因,以及破除这一困境所面临的重重障碍;第二篇为行动篇,重点为改变生活方式,为自我健康管理提供理论依据和实用范例,并结合我的专业,针对老龄化社会应对,介绍延缓衰老,提高老龄生活质量的新概念、新技术;第三篇为展望篇,借着热议的话题"人是否会永生",展望一些新技术、新理念,探讨这些技术趋势对民众心身健康的影响,也为健康产业模式提供一些新启示。

本书的样稿获得包括北京大学国家发展研究院李玲教授在内的社会各界人士的广泛赞誉,著名画家黄昶还欣然提笔为本书书名"不许生病"题字,提笔"健康促进,从我做起",让我备受鼓舞。

成稿之中,爱妻范秀荣、爱女王梦怡和女婿詹燊提供了直接的意见,同仁吕静、杨雪、彭楠、高宇红提供了直接的临床案例,并对专业表述做了把关,学生陈巧、谢晓煜在文献梳理和文本校订方面做了大量工作,王融女士为本书绘制了精美的插画,赵一芙女士给出了很中肯的修改意见,刘玠院士、张延忠(张九九)大姐更是给了书稿直接的指导,在此并表谢忱!

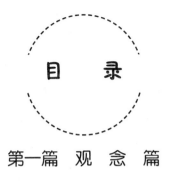

目 录

第一篇 观 念 篇

第二篇 行 动 篇

第三篇　展　望　篇

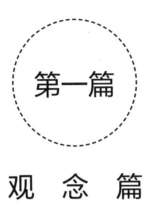

第一篇

观 念 篇

第一章　窝心的全民健康数据

吓人的疾病数据

每年，不论是官方还是民间发布的健康数据，一发布就成社会热点，一看就让人窝心。近年发布的各类国民健康数据报告 / 国民健康洞察报告，除了报道各方面取得的进步，还透露出"全民健康大数据不容乐观"的信息。

改革开放至今，我国医疗卫生事业发生了翻天覆地的变化，医疗水平不断提高。研究表明，1993 ～ 2013 年，我国慢性病死亡率下降 25% 左右。尽管目前我们已经取得如此瞩目的成就，慢性病发病率依然不容乐观。根据我国首部《健康管理蓝皮书：中国健康管理与健康产业发展报告（2018）》，我国慢性病发病人数在 3 亿左右，成为全球最大慢性病群体。我们这里说的慢性病，既包括全球范围内致死率最高的心脑血管疾病和肿瘤，也涵盖糖尿病、慢性呼吸道

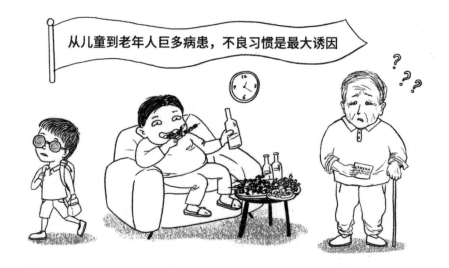

从儿童到老年人巨多病患，不良习惯是最大诱因

疾病，各种退行性疾病。慢性病高发的重要原因，是由于改革开放后经济和城镇化的高速发展，我国民众生活方式发生了巨变，"温饱"解决后，部分人变成"过饱"，超重和肥胖比例急剧攀升，各种与过食有关的慢性病因此急剧上升。这也是很多发达国家存在的问题。与超重、肥胖最密切相关的疾病就是糖尿病。有数据显示，1980年，我国的糖尿病发病率不到1%，根据发布的《中国2型糖尿病防治指南（2017版）》，18岁以上成人2型糖尿病发病率已达10.4%，患病人数世界第一。慢性病急剧上升的另一个挤压效应就是慢性病患者的年轻化。2型糖尿病原本被称为成人糖尿病，以区别高发于青少年的1型糖尿病，现在在青少年中也多发，而且，18岁人群1型糖尿病患病率在1995～2010年已上升了2.5倍。

除了慢性病防控存在的问题，我们还面临慢性和突发传染病的双重威胁。在全球人类免疫缺陷病毒（HIV），又称艾滋病病毒感染率普遍下降的趋势下（2016年全球艾滋病感染率较2000年下降39%），我国艾滋病病毒感染率却在大幅攀升（当然，加大了艾滋病检测力度也是一个重要因素），2018年第二季度公布的全国新发现艾滋病病毒感染者与艾滋病患者的数目高达40 104例，其中因性传播而感染的高达93.1%，而二十年前的主要传播途径是吸毒引起的静脉感染。2011～2015年，我国15～24岁中、大学生艾滋病病毒感染者的净年均增长率达35%，而这一部分感染的青年学生在相应年度青年感染总人数的比值，已经超过了国际艾滋病增长率10%的"重灾区"所认定的感染红线值。

2019年12月1日是第32个世界艾滋病日，来蹭"头条"热点的却是老年人感染艾滋病病毒的悲戚故事。有报道称，中国的老年群体，特别是60岁以上的男性人群感染的病例报告数，从2011年的9.7%上升到2018年的16.46%，仅2018年就检出了24 465例，有专家认为，老年感染者的上升幅度远远超过了老年人口的上升幅度。

2019年底，肆虐全球的新型冠状病毒肺炎暴发流行又一次为我们敲响了警钟，传染病防控永远在路上。

2018年，我参加宋健院士负责的百年科技强国发展战略研究项目，负责其中一小块——"中国的人口结构和素质"。我请课题组成员付磊博士给我绘了一幅从出身到临终全生命周期的人群疾病特征图，结论简单，粗暴，又吓人！如果把近视也算上，按照这张图，要从我们身边找几个严格意义上"完全健康的人"几乎不可能。

此外，2000年和2012年的第五次和第六次全国人口普查的数字一下让政府和社会绷紧了神经！我国老龄化社会扑面而来。突发而至的老龄化加剧了我国人口结构与经济发展的矛盾。如前面所说的，我国慢性病不但高发，而且年轻化，我国在未来相当一段长的时间内，将存在一大群带病生存的老年人，这将成为我国老龄化应对的痛点之一。

错读了的预期寿命

讲到上面窝心的数据，有人可能会不认同，依据就是"不管怎么说，我国人均预期寿命是大幅提高了！"。我想再给大家添个堵，解释一下目前社会部分民众对人均预期寿命误读的一面。

人均预期寿命（life expectancy）的解释是"……假定有一批人从0岁开始，按照目前各年龄段死亡率逐年走过，队伍逐渐缩小，直到最后一人终老。统计这批人平均的死亡年龄，就是预期寿命"。人均预期寿命是用死亡率算出来的，反映的是当前的人群死亡水平，影响其高低的关键因素就是当下的死亡率。因此，社会的文明进步与稳定是人均预期寿命最主要的决定因素。

新中国成立前期，我国尚未完全从战乱创伤中恢复，婴幼儿死亡率极高，传染病和战争也导致中青年死亡率居高不下，所以人均预期寿命才 35 岁。新中国成立后的前三十年，我国开展了《全民爱国卫生运动》，大幅改善了民众生活条件和医疗条件，提高了民众健康素质，婴幼儿死亡率大幅降低。抗生素和疫苗的普遍使用，使得传染病也得到有效控制，死亡率也大幅降低。到 1978 年，我国人均预期寿命已经到了 68 岁，比新中国成立前翻了近一番。改革开放四十年来，我国人均预期寿命平均每 10 年增长 2 岁，2018 年达到了 77 岁。

其实，很多年前人们就意识到，在现代社会中，健康可以导致长寿，但活得长不一定活得健康，带病生存的人群也可以活得很长，但是生活质量很低，生活负担很重。

对一个民族来说，健康寿命（health lifespan）比预期寿命更重要，而健康寿命更取决于民众的健康素养、生活方式和国家主导的健康促进及疾病干预模式。从 1997 年起，世界卫生组织就不再单纯用人均预期寿命指标，而开始用健康寿命指标反映各国人口的健康状况。

再回过头看看我们自己的数据。我国现有 60 岁以上的 2.49 亿老年人中，有 1.8 亿人患有慢性病，失能及部分失能老年人大约有 4000 多万人。2018 年中国人预期寿命为 77 岁，但健康预期寿命仅为 68.7 岁，即人们带病生存年龄平均超过 8 年。

因此政府和老百姓都更应该关注健康寿命。需要根植于民众的理念应该是，"活得好！"或"好好活着！"

举个反面例子，这个例子恰恰来自世界上医药卫生和健康投入最大，号称医疗保障措施最完善，技术最发达的国家——美国。在过去 20 多年内，美国逆全球趋势（平均 10 年人均期望寿命延长

2年）出现过3次人均预期寿命负增长（下降0.1岁），而且都与其过度的人权、政权密切相关，特别是其超重与肥胖人群的比例持续位居全球前列，健康寿命问题成为美国近年看得见，又难以解决的公共卫生问题之一。

第二章　慢性病的牛鼻子——发福

中国人超重和肥胖总数世界第一

我在给公众做健康教育时最常说的一句话就是——"许多人世代祈求的'发福'，正是开启自己通往疾病的一扇大门"。这句话是有科学依据的，要问改革开放以来，我国为何慢性病发病率会上升，答案与吃得太多，动得太少息息相关。

分析现有的数据就会发现：中国儿童在 20 世纪 80 年代初肥胖率还几乎为零，到 90 年代就开始上升，目前处于迅速上升期。根据《中国儿童肥胖报告》和《中国居民营养与慢性病状况报告（2015 年）》的数据显示，1985 ～ 2005 年，我国主要大城市 0 ～ 7 岁儿童肥胖检出率由 0.9% 增长至 3.2%（预估到 2030 年该数据将达到 6%），而 18 岁及以上成年人肥胖率和超重率分别达到 11.9% 和 30.1%。近期发布的《中国居民营养与慢性病状况报告（2020 年）》更显示，城乡 18 岁及以上居民超重率和肥胖率分别为 34.3% 和 16.4%。

如果看看我国超重和肥胖人群的分布，就会发现与吃的多少有关，呈现"北胖南瘦"的趋势，北方的平均超重率达到 35%，其中北京以 25.9% 的肥胖率位居全国之首，天津以 40.9% 的超重率领先全国。而从性别和年龄分布上看，不管哪个年龄段，男性的超重和肥

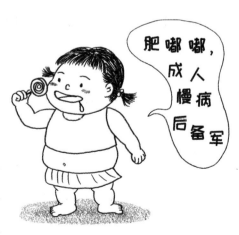

肥嘟嘟，成人慢病后备军

胖都高于女性，男性超重肥胖检出率（47.0%）比女性超重肥胖检出率（35.2%）多出了11.8个百分点，在肥胖检出率增长速度上，男性也明显高于女性。连肥胖和超重都"重男轻女"，着实让人目瞪口呆。

超重和肥胖集中在45～59岁的中年人中，也即我们所说的到了容易发福年龄段的人群，这个年龄段人中"发福"的比例已经超过了2/3！令人担忧的是，2000～2014年，我国超重和肥胖增速最快的是20～34岁的青年人群，其增速是其他年龄段增速的2倍，说明中国人"发福"的年龄提前了。

社会经济发展导致我国城乡差距缩小，表现的最明显的还是超重人口的比例，目前在城乡之间已经基本持平（41.4%与40.7%），但乡村超重和肥胖人口的增长速度却是城市的2倍以上，照这样下去，乡村超重及肥胖人口早晚要超过城市。正如Goldman在其 *Too Much of a Good Thing How Four Key Survival Traits are Now Killing Us* 一书中所描述的："美国在早期，是总统胖，民众瘦，而现在是总统瘦，民众胖！"

如果让我国超重和肥胖者与西方的肥胖者站在一起比，说他们瘦都还有余，这是因为中国人的肥胖类型一般是向心性肥胖，脂肪都堆积在肚子上，是一种不好的肥胖，对身体脏器的损害最明显。有数据显示，截至2014年，国内向心性肥胖者的比例已达到总人口的24.9%，也就是说约有3.2亿人属于向心性肥胖，约占总人口的1/4。此外，中国每年有高达280万人因肥胖而死亡！

"胖乃万病之源"

健康管理专家王陇德院士与孙树侠教授最近出了一本书，《教授大揭秘，减脂这点事儿：肥胖是一种疾病》，专门阐述肥胖的健康危害，称"胖乃万病之源"，并已成为全球第一大公共卫生问题。

如前所述，美国因为超重和肥胖导致的过早死让美国的人均预期寿命逆全球潮流下降 0.1 岁，成为这个拥有最庞大、最先进医疗体系的超级大国难以去除的心头之痛。

王院士和孙教授在这本书里把肥胖的危害和防控建议讲得很通俗，说得也很透彻，书不太厚，值得好好读一读。在这里，我把超重和肥胖的主要健康危害的要点再提炼一下，无非是想告诉大家，为何超重和肥胖会导致我国每年有 280 万人死亡，看看下面的数据你大概就会明白。

腰围增长 1 英寸（1 英寸＝ 2.54 厘米），结肠癌发病风险提高 4 倍，乳腺癌发病风险提高 32 倍，腰围增长同样也是胰腺癌、前列腺癌的高致病因素之一，超重和肥胖儿童成年后糖尿病发病风险提高 2.7 倍。值得一提的是，少儿期到成年期持续肥胖者成年后患糖尿病的风险比体重持续正常者提高 4.5 倍，而且预期寿命降低 10 ～ 20 岁。如果体重指数超过 28，患高血压、心肌梗死和脑卒中的危险性分别增加 4.8 倍、4 倍和 2.9 倍。

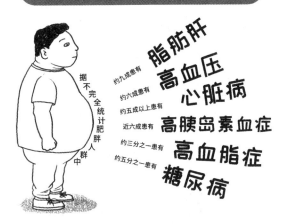

"胖乃万病之源"

据不完全统计肥胖人群中

约九成患有　脂肪肝
约六成患有　高血压
约五成以上患有　心脏病
近六成患有　高胰岛素血症
约三分之一患有　高血脂症
约五分之一患有　糖尿病

　　超重与肥胖也是退行性疾病的罪魁祸首，特别是关节退行性变。民间有个很大的误传——登山、爬高损害膝关节。其实，不是爬山损害膝关节，是因为这些人超重和肥胖！大家想一想，超重和肥胖原本就是运动过少的结果，这些人关节周边的肌肉和韧带一定不会太紧致，松弛的关节再负重过多，别说登山，就是慢走，关节也好不到哪里去！

　　最近的研究还发现，肥胖与认知能力密切相关，体重减 10%，老年认知能力可大幅提高，相反，两年内体重增加 10% 以上，60 岁以上的老年人患阿尔茨海默病的风险可增加 20%。

　　看完这些数据，再来体会一下我前面说的"许多人世代祈求的'发福'，就是开启自己通往疾病的一扇大门"这句话就不会感觉那么唐突了。

　　控制体重就是牵住了控制大部分慢性病的牛鼻子，就这么简单，可为什么就控制不住呢？

第三章　中国人是否更容易发福?

中国人是否更容易发福?从我国改革开放以来民众超重和肥胖人群增长的动态数据看,中国人较其他种族群体更易发福毫无悬念。但中国人为什么容易发福,答案值得深究。

节俭基因——慢性病的灾难性病根

很多年前,四川大学原副校长魏于全院士告诉我,中国人容易胖是因为中国人节俭基因比较发达,于是我就认真地去研究了这个问题。

"节俭基因"(thrifty gene)理论是英国学者 James Neel 在 20 世纪 60 年代提出的,之后又由不同学者衍生出不同的版本,但其基本核心是,人类在早期进化中获得的用于应对饥荒的优势基因(节俭基因),却在现代温饱无忧的社会中成了灾难性的病根。

远古时代,人类非常依赖大自然,经常处于吃了上顿没下顿,或者今年丰收、明年灾荒的状态。为了获得更大的生存繁衍优势,节俭基因逐步形成,这一组基因能保障人类在营养充足或过剩的情况下,将富余热量迅速转化成为机体的脂肪储存起来,是一种抵御饥饿和饥荒的机制,这个机制和动物冬眠类似。

进入冬眠前的动物会拼命进食,迅速发胖,进入冬眠后,通过慢慢燃烧其储存的脂肪,它们可以不吃不喝平安度过整个冬季。正是由于这个原因,一到秋冬交替的季节,这些可怜的、胖乎乎的家伙就很容易成为人们餐桌上的美味佳肴。

到了近代,特别是第二次世界大战之后,随着食品工业的发展,食物的可及性和能量密度大幅提高。此外，随着社会的进步，食物的定义和功能也在转变，其除了果腹还被赋予了更为广泛的文化属性和特征，即便没有饥饿感，人们也会摄取很多食物。每天，甚至每顿摄取的热量都处于过剩状态，民众很快由温饱进入过饱状态。

不过生物进化的速度远远赶不上社会进化的速度，即便摄入的热量持续过剩，身体依旧会调动节俭基因不断地把剩余能量转化为脂肪储备起来，这是社会转型后肥胖人群激增的重要原因，也是糖尿病、心脑血管疾病等慢性病大幅增长的主要生物机制根源。如果说中国人超重和肥胖的增速超过西方人，是否意味着中国人的节俭基因功能要比西方人更强大？如果让我打赌猜，答案是肯定的！但要用科学数据来说明，难度却很大。

因为要准确回答这个问题，就必须要知道几万甚至几十万年以来东西方地貌上的食物结构，以及东西方人群迁徙演变过程中食物结构上的差异，以及由此导致人种解剖、生理和代谢上的差异。然而，无论是古人类的生物学研究（古人类 DNA 可以解决这一问题），还是考古学地质和生物圈的演变规律，这方面的数据一直是稀缺的。所以，我在阐述"健康悖论"时，只能通过尤瓦尔·赫拉利所著《人类简史》和贾雷德·戴蒙德所著《枪炮、病菌与钢铁》中提供的一些事实加以演绎。

但当我下决心写这本书的时候，国外也出现了一系列涉及这一话题的专著。这些书无一不在开篇中宣称：我们祖先为求生存和繁衍，在应对恶劣环境所获得的机体的优良特质，都成为现代疾病高发的罪魁祸首。了解和掌握人类进化与疾病发生关系的知识，从进化的角度理解我们自身的构造和机制，才能充分理解环境和生活方式改变在现代疾病发生中的作用，有助于我们自觉遵循和设计更可靠的生活方式或疾病干预模式。

　　然而，通读所有书，也很难找到用来准确论证"中国人节俭基因更强大"的理论的数据，因为到目前为止，由史前到近代各个大陆板块上食物链系统演变的完整数据是绝对缺乏的，但如果把所有文献和书籍中的证据拼在一起，我们还是可以找到论证"中国人比西方人节俭基因更强大"这一观点颇为有力的证据。

　　研究东西方人群进化过程中的饮食结构，对于警示中国民众回归健康饮食非常重要，在没有古时证据的情况下，利用现代人种族表型组学研究的结果也可以佐证"中国人节俭基因更强大"这一推论。因为比较生物学的研究已经表明，不同食性动物消化系统的生理结构存在巨大差异。例如，属于食草动物的山羊，其肠道长度与身长之比为 22，而老虎只有 4.1，说明食草动物需要借助更长的消化道吸收更多的食物热量。在皮特·S. 昂加尔《进化的咬痕：牙齿、饮食与人类起源的故事》一书里，他列举了一个非常具体形象的例子：与人类接近的灵长类动物，山地大猩猩（gorilla）与黑猩猩（pongo）的食物结构差异看着不大，但是两者的消化系统却存在很大差异。栖身于非洲中部维龙加山脉顶层，平均海拔 2 英里（1 英里≈1609.34 米）左右的林地里的山地大猩猩主要以草本植物的茎干、叶子，甚至粗糙的树皮为食。一头典型的成年雄性大猩猩重 200 多斤（1 斤 =500 克），每天需要摄入大量的食物，因为山地大猩猩食物的纤维含量高，需肠道微生物慢慢分解，因而需要更长的肠道和消化时间，从而比其山底居住的，以柔软鲜嫩的果实为主食的黑猩猩肠道微生物分解过程多出大约 60%。

　　如果东方人在远古时期的食物结构更偏"素"，他们的肠道就应该比更偏"荤"的西方人更长。从网上的确可以查到一个信息，日本某大学的学者曾研究发现，黄种人的肠道与身长之比为 5，而白种人为 3。如果这个数据可靠，就不难理解改革开放后，我国民众食物结构由"偏素"迅速转向"偏荤",由"温饱"迅速进入"过饱"状态后,个体"发福"的速度和程度较之西方人群更甚,从而导致慢性病发病率上升。

然而,我查遍几乎所有的文献,也没有找到东西方人群肠道长度比较的解剖学权威数据(因为肠道尸检的变异系数过大其对比研究参考意义甚微)。所以,我建议复旦大学副校长金力院士领衔的国际表型组学研究的第一个对象,就是用计算机断层扫描(CT)等影像技术或新型胃肠镜技术(也许胶囊胃肠镜是个途径)开展不同人种肠道长度和结构的比较研究,填补人类学研究的这一空白。

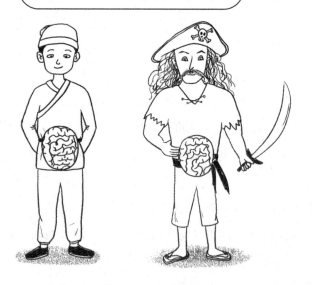

即便没有肠道解剖结构留下来的进化痕迹,其他人类学的证据也可以用来佐证亚洲人,特别是中国人节俭基因更强大的论点。

首先,数万年前亚洲大陆地貌的变迁与其规模化的早期农业革命是对应的。中国是世界上为数不多的独立农业起源地之一,农业出现的很早，并造就了围绕黄河、长江两大流域的人类文明，加速了中华民族的繁衍速度。有限的古人类 DNA 证据显示，在中国版图范围内，远古可能存在着长江和黄河两个"幽灵群体"，作为现代人的祖先，分别衍成生为现在南、北方两大群体。以农耕和家畜养殖为特征的农业革命，以及由此而形成的人类社会，反而把人们限制在日出而作，日落而归的劳动生活中，所获得食物，大部分被首领或统治者占用，使得绝大多数的农耕人群长期处于温饱不济的状态。

　　零碎的证据也提示，中华民族，包括大部分的东方民族，在数万年进化的历程中，主要的食物能源来自碳水化合物，即各类谷物（江西万历县的仙人洞中发现了至少 1.2 万年之前的稻谷），除此外还有其他蔬菜，而其对动物蛋白质和脂肪，特别是脂肪的日摄取量非常低。由于蛋白质和脂肪所含的热量比碳水化合物更高，进化过程中东方民族对于这类食物的转化和能量储存的能力异常强悍。这种食物组成上的差别甚至还导致了中国人善用筷子，西方人善用叉子的进餐差异。其实，在 20 世纪 90 年代 Hiroshi Motoyama 对东西方人群比较代谢学研究的结果就支持这一论点：东方人的消化能

物竞天择

东方人"吃草"用筷子

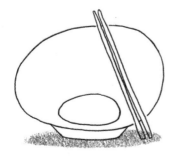

西方人"吃肉"用叉子

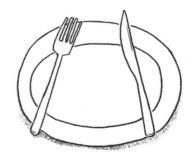

力比西方人更强，而西方人的运动能力远强过东方人。他解释这一差别的机制与我上述推论一致，即东方民族的农业化远早于西方民族，当东方民族已围锅吃饭时，西方人还在森林里奔跑着追逐猎物。

其实，中国人食物中长期缺乏高能量成分的状态甚至可以追溯到改革开放前的20世纪70年代。我曾插队落户在浙江金华地区，这已经是当年肉类食品相当丰富的地区了，而当地的农民每年只有两次杀猪的机会：一次是春节；另一次是第一季水稻收割，第二季水稻播种的夏季（俗称"双抢"）。由于劳动强度巨大，壮劳动力需要补充蛋白质和脂肪，所以就再杀一次猪，与春节那次所不同的是，这次杀猪后的荤菜主要限于劳动力享用，其他家庭成员吃饭时只能用霉干菜在肉上蹭蹭，捞些"油水"。这一场景可以视为中华民族长期处于低脂饮食的真实写照。

长期以碳水化合物作为主要食物能量的生物效应，使得东方民族独特的、强大的节俭基因功能将食物中剩余热量转存为脂肪的能力更强。有意思的是，《人类起源》的作者，赖克的研究还显示，以种植水稻为特征的"长江幽灵群体"衍生的农民祖先在向外扩张过程中还与当地采猎者群体发生了混血，因此，东南亚柬埔寨、越南的许多南亚语系群体都带有少量但非常明显的采猎者血统。两大流域人类文明的演变，加之环境的选择似乎使"黄河幽灵群体"的后代，也即现在的北方人群节俭基因更为强大，因此近年超重肥胖攀升的速度也更快，呈现出前面所述的"北胖南瘦"的特征。

20世纪90年代中期的多项研究也表明，生活在欧美国家的亚洲人糖尿病发病率更高，其中向心性肥胖者尤甚。而诱因就是生活方式西方化，脂肪摄入过多，体力活动减少，曾被称为糖尿病的"纽约模式"，即生活在纽约曼哈顿区的华人，糖尿病发病率曾一度飙升到15%，当时很多学者认为这是中国人糖尿病发病率的天花板，现在看不是那么回事，不加干预其发病率会更高！

　　尽管节俭基因理论假说的架构至今还有争议，还在不断扩展，但了解这一机制，对影响民众及改变其生活方式，回归健康还是很有帮助的。比如说，对于早产儿（低体重儿），其成年糖尿病发生率远远高于足月出生的婴儿。其机制可以用"节俭表型"（thrifty phenotype）学说加以说明。根据这一假说，早产儿在体内发育过程中受到营养不良子宫环境的诱导而获得节俭表型，也即，它的器官已经为出生后可能面临的"挨饿环境"做好了准备。孩子一出生，大家都会可怜这个小不点，往往会对其过分喂养。如果遇到中国的爷爷奶奶和姥爷姥姥，营养过剩和超重更是跑不了。成年后，这些孩子的肥胖和慢性病的发病率会更高，发病会更快，因此，婴儿期的正确喂养很大程度上决定了他们一生的命运。中国的老年人，知道、明白这一点的却实在是太少！

　　前不久，中国疾病预防中心的一项研究也表明，在我国20世纪五六十年代大灾荒时期出生的孩子（相当于成长在营养不良子宫环境中的低体重儿），后来肥胖和慢性病的发病率也非常高，这与"节俭表型"学说相吻合。因此，更多地研究和了解不同种族在进化中与环境相互作用所获得的生物学特征及其机制，不但对药物研发有用，对民众生活方式的引导也非常实用。

吃肉的兔子

　　如果上面的推论都是正确的，那很多人现时的状态就如同一只改吃荤食的兔子，吃得越快活，患各种疾病的速度就越快。

　　网上曾有个帖子，说她有个闺蜜，有一天吃饭时，不小心有块鸡肉掉到了地上，被她养的兔子抢着吃了，从此这只兔子就不爱吃素，光等着吃肉。这是因为高热量的食物（如高脂肪含量食物）

可以使动物和人都产生欣快感，这也是失恋、压力大的人会狂吃的一个生物机制。然而，如果给兔子的食物中添加猪油、富含胆固醇的内脏等物质，兔子会吃得更香，但2周后兔子就会出现动脉粥样化病变。其实，动脉粥样硬化动物模型就是按这种方式用兔子制作的。

　　所以，总结地说，**现在的很多人就像是一只兔子，由吃素改为了吃荤，吃得越快活，越可能得各种疾病！**

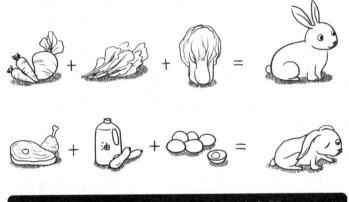

兔子：快活地吃荤，快快地衰弱！

第四章　为何我们控制不了慢性病？

假如说生活方式，特别是饮食结构和进食方式的改变是我们慢性病攀升的主要原因，那大家换个吃法不就解决了？说着容易，做到难！因为人类天生就有"贪吃基因"。

所有动物，包括早期人类，见到食物的本能就是拼命吃，谁知道下一顿还得等多久，这是生存的本能，这个"贪吃基因"牢固地根植在我们身体中。社会的发展不但没有改变人类爱吃的天性，反而还赋予了食物除充饥以外的各种文化特征。如鱼翅、鲍鱼因为价格昂贵成为社会地位的象征而成为美味佳肴。改革开放初期，在接待外宾时大家也按着这个理念上一碗硬菜——鱼翅，大多数情况下外宾都是尝一下就放着不动，因为他们感觉不出这道菜有什么特点。如果有人告诉他们这道菜是今天所点的菜中最贵的，大概九成的外宾会重新拿起筷子把它吃完。因此，吃或不吃，吃什么或不吃什么，除了生物因素以外，还取决于文化以及观念。遗憾的是，这些不赶趟的文化与观念在国民心中根植的太深，以至于许多人是情愿等着生病，也不愿意自觉改变自己的不良生活方式。

不赶趟的饮食文化与观念

饮食文化是中华民族十分重要的组成部分，"民以食为天"这一至尊名言体现出吃饭在中国人心目中所具有的至高无上的地位。由此，也形成了我国各个阶层以宴待客的特有风俗。这一特征从另一方面也折射出中华民族繁衍过程中长期食不果腹，从而对吃香喝辣的生活有着无比的渴望，在我国的史书中几乎找不到一处民众处于温饱状态的完整时代表述。

掉在桌缝里的芝麻都不放过

晚清名著《二十年目睹之怪现状》中的一个小故事，体现出中国人长期温饱不济，对吃的渴望状态。

在这本书第六回"穷凶极相画出旗人"中却说了个让我们现在都觉得不可思议的故事。故事描绘了一场汉人仔细观察旗人秀才喝下午茶的场景：几个旗人秀才聚在一起喝下午茶（用现在的标准说来也算是皇家下午茶），形式极不奢侈，就是喝龙井茶就芝麻饼。观察全程的汉人得出个结论，说旗人比汉人抠门。为什么呢？一是他们喝茶茶叶放得比汉人少，但更关键的是，发现他们每次喝完茶，吃完饼，一般不会马上走，还要摇头晃脑在那里摆弄一番。汉人仔细观察发现，原来是他们吃芝麻饼时掉了些芝麻在桌上，舍不得浪费，但又不能失了身份像下人一样用手一把将将好的芝麻放进嘴里，所以就继续发挥秀才的智慧，让对面的人猜字。对面的人心照不宣，说不会呀。好，我教你！说完，这边的秀才就用手指沾点口水在桌上笔画起来，一横一竖粘了些芝麻，放进口里，再一撇一捺，又救回些芝麻，真有高招！写完了，还不走！原来是有些芝麻掉进桌缝中，这也难不住这些秀才，把猜字的事先放一放，再来个拍案惊奇。啊！大家都一拍桌子，芝麻就蹦出来了。又回到写字，最后掉桌上的芝麻全被他们沾进嘴里了，一粒也没浪费。

评论：你们想，连当年的皇家秀才都这样了，天下能吃饱饭的民众还能有几个，节俭基因不强大，生命难以延续。

从这个故事可以看出"吃饱"一直是当时很多民众一生渴望的

奢侈大事，直到改革开放前，我国大江南北民众见面的第一句问候语还是"吃了吗？"这些文化和行为都生动地体现出我国民众潜意识中对吃好、喝好生活的追求。改革开放后，社会经济发展使得绝大多数民众迅速由"温饱"转为"过饱"，食物结构中高热量成分，尤其是对脂肪的摄取量大幅增长。高糖饮料，高脂、高盐的"麻辣烫类"食物已成为很多中国人，特别是青少年的"最佳选项"。有数据显示，与改革开放前相比较，我国居民的脂肪摄入量提高数十倍。2015 中国 15 省（自治区、直辖市）18 ～ 64 岁成年居民膳食脂肪摄入状况研究显示，18 ～ 64 岁人群的日脂肪摄入量接近 83 克，远高于《中国居民膳食指南》（2016 版）膳食脂肪推荐摄入量不高于 30 克的要求。

正因为食物短缺，历史上能够满足自己口腹之欲、长得胖胖的人一定是有权有势的人。因此，肥胖，不用说在中国，就是在全世界，早期都是地位的象征。中国字的月字旁一般代表的是滋润和富贵，所以就有了"胖"字，而病字头代表的疾病与晦气，所以就有了"瘦"字。

时代变迁，胖的社会地位已经完全"今非昔比"，如同 Goldman 在其书中所述，"早年，肥胖是一种地位的象征，但现在已近翻转……当美国人很瘦的时候，美国总统很胖，当美国总统体重正常时，美国人民又变胖了。"

"文明"的危害，皮马印第安人的故事

文明能促进社会发展，也可能带来疾病负担和社会衰败，不光发生在哥伦布时代，也发生在近代。皮马印第安人（Pima Indians）是美国原土著人，居住在美国西南亚利桑那州阿西拉河与索尔特河交接处的索诺兰沙漠地带。医学记录显示，1908 年，在考察的 4000

人左右的皮马印第安人中只发现了一例糖尿病患者，1937 年，在同一个地区就发现了 21 例糖尿病患者。到 1954 年，皮马印第安人的糖尿病患病率已足足增加了 10 倍之多，再到 1971 年，亚利桑那州 50% 成年皮马印第安人都患上了糖尿病，而皮马印第安人的肥胖症也达到了惊人的 70%。

皮马印第安人被认为是约 3 万年前穿过白令海峡大陆桥第一批亚洲移民的后代。他们的饮食依靠农业和捕鱼，并很早就建立了先进的灌溉系统。到 19 世纪末，他们的水源被美国政府迁移给了上游农民，从此他们不再种地打鱼，为了避免他们营养不良，政府为他们送去了面粉、糖和猪油。皮马印第安人由此发明出猪油炸的面团团，这成了他们日常的主食，饮食中的脂肪含量从之前约 15% 提高到 40% 左右。

其实，20 世纪 50 年代，皮马印第安人每日食物热量在 2800 大卡（1 卡 ≈ 4.18 千焦）左右，并没有超过美国人每日推荐的摄入量，但是，他们早就不再进行打猎、采集，或是参与传统消耗体力的休闲运动，体能消耗大幅下降。相较于他们的近亲墨西哥皮马人，20 世纪 90 年代中期，亚利桑那的皮马印第安人每天摄入热量要高 20%，但体力活动却减少了 80%，顺理成章，亚利桑那州的皮马人比墨西哥的皮马人平均重了近 30 公斤，糖尿病患病率也高出 6 倍，并且此数据持续上升。

同样的例子也发生在瑙鲁。

这个太平洋岛国的民众过去靠打鱼为生，岛上有日积月累的鸟粪堆积形成的磷矿，早年当地民众和政府以为磷矿是开采不完的。1968 年瑙鲁独立，国家收回磷矿开采权，对磷矿节制性的开采一下就转为浩劫性的开采，靠开采磷矿很快实现了人均 GDP 世界第二，一夜暴富的瑙鲁民众开始"享受生活"，食物和水依赖进口，整日慵懒，经常无所事事，吃得多，动得少，结果很多的瑙鲁人体重超标，2 型糖尿病患病率较高，2009 年瑙鲁男性平均寿命为 60.6 岁，女性为 68 岁，国富民强一下变为"国衰民危"，算是"文明"导致落后的一个典型。

同样的情景也发生在改革开放后的中国，转型后的中国人大概都有第一次体验麦当劳、肯德基的兴奋。我第一次吃麦当劳是在广州国贸大厦底层开的麦当劳旗舰店，人山人海。我家姑娘那时还小，不好好吃饭是个头疼的事，唯一不用劝说就喜欢吃的是麦当劳的麦乐鸡。不可否认，进食高热量的麦当劳的确容易让人产生满足感，但我发现孩子们盯着吃麦当劳的另一个核心原因是积攒每次消费奖励的一个玩具。这种消费文化（后面在谈食物选择性的文化和心理时还会细说）的确对中国人的饮食习惯产生了不小的影响。不带偏见地说，麦当劳这些快餐店对民众健康的影响，在美国也是学术界和社会一直讨论的话题，因此，重新定义"文明文化"的内涵，特别是与生活方式相关的舶来品和新文化，对引导民众过健康的生活极为重要。

改革开放以来，我国民众除了吃得过饱，运动也变得太少，电视的兴起让久坐不动的人群大幅上升，有了电视，催生出一批喝着啤酒，吃着烧烤"快乐而不运动的体育爱好者"。由于长期依赖手机所导致的视力、颈椎、腱鞘等一系列病理损害的"手机综合征"已成为临床常见的一大类疾病。这些年，社会上一些不恰当的舆论，过度放大体育课发生在个别学生身上的意外，使得中小学生的体育锻炼系统因噎废食，体能不达标的比例越来越高。当我们为我国奥林匹克冠军而欢呼的同时，我们对体育运动的热爱与"发展体育运动，提高人民体质"这一宗旨渐行渐远。

迅速崛起的网络经济带来的健康危害更为广泛，特别是外卖已成为青年人极为依赖的生活方式，最终把他们步行到饭堂的运动机会也彻底消灭了。不良生活方式一旦形成就很难改变。"外卖危害年轻人健康""外卖带来巨大包装污染"，这些呼声的确要引起我们认真的思考。

"管住嘴、迈开腿"（eat less, move more）这一全球慢性病防控的共识并没有作为一种新的文明生活意识充分融入我国民众的自身健康促进意识中。

食物成瘾——废掉减肥意愿的无影脚

"管住嘴、迈开腿"的健康理念几乎没人反对，但执行起来却极为困难。在美国经常做新年愿望调查，调查结果排在第一位的总是减肥，但到了年底，实现这一愿望的，100个人里不到3个。

我自己的体会是，要想控制体重，吃的权重要比运动大得多，起码能占到七成以上。"跑两个月减下的体重，吃两顿大餐就又回来了"，这一体会近年已得到一些权威机构研究结果的支持，因此，要控制体重，首先得管住嘴，但是要管住嘴又谈何容易！

如前所述，超重和肥胖已成为全球公共卫生问题，控制体重也成为学术界、医药界研究的热点，更是健康会所争相趋利的新型产业增长点，各种减肥机构如雨后春笋遍地涌出。但大多数的人花了大价钱，通过各类"奇技淫巧"的减肥法迅速减肥成功后，又很快反弹，体重回到先前，甚至变得更胖。

减肥困难，特别是通过节食实现减肥或体重控制更难，是因为人对食物有高度的依赖性或成瘾性（addiction to food）。大量的研究表明，人对于食物的依赖性或成瘾性甚至超过吗啡，突然脱离高热量饮食，也会出现戒断反应。此外，高脂食物具有明显的缓解压力的生理效用，更让人难以舍弃，这也是为何很多失恋或工作压力过大的人群会有暴食暴饮倾向。"这不能吃，那不能吃，活着还有什么意思！"是很多肥胖、超重者抵制健康生活方式常挂在嘴边的一个借口。

其实，人们在生活方式上倾向于选择"大吃大喝"是具有生物学基础的，单纯从人对食物脑回通路响应的研究未必能真正产生实用的饮食控制技术。食物成瘾与体重控制是个大课题，内容多到完全可以再写本书。在这一节，我重点阐述一下食物心理与食物依赖的关系，而这恰恰是目前在国内被关注较少的。

随着社会的发展，食物除了果腹的基本功能，还被赋予了更加丰富的文化属性，你吃的，或者很想吃的，并不一定是你身体需要的，从先祖追捧的那些含铅的长生不老丹到现代的高档奢侈的鱼翅和燕窝，大概吃得都是个身份。

其实吃饭或吃东西是个非常复杂的生物过程。很多情况下，与其说是某人对某种食物或成分成瘾（糖瘾、辣瘾等），还不如说是他对进食（eating）成瘾，暴食症（binge eating disorder）就是一个例子。对食物的选择以及进食时的方式更多是受文化和心理的影响。因此，一个人想通过控制饮食来实现体重控制是非常难的，没有坚定的信念和合理科学的手段是非常难以实现的。因为，当我们体重减轻时，特别是迅速减轻时，机体至少会调动至少六七种不同的激素和分子来刺激我们重提胃口，加快吸收，以恢复到之前的体重，这个现象被称为"体重记忆"。对于我们的祖先来说这是个非常重要的生存特质，但对想减肥的我们来说，却成了一个重大的生理障碍，导致想维持减肥的成果非常困难。

遗憾的是，直到现在，对于食物成瘾的确切机制以及减肥反弹或维持的机理还知之甚少，正如王陇德院士等所著《教授大揭秘，减脂这点事：肥胖是一种疾病》一书中所提示的，目前五花八门的减肥方法，特别是那些速效法，大多是通过机体"减水"而实现的，一旦恢复饮食，体重反弹更是毫无疑问。让民众自觉节食，抛弃不良生活习惯除了会遇到生物学和心理学上的障碍外，政府的引导和食品工业的发展及商业广告的影响更不可忽略。食品商业的发展让我们周围充满了随手可得、美味又能量密度极高的食物，以至于国际上一些研究肥胖的专家提出了一个悲观的论点："仅仅依靠个人意志和努力来抵御这些美味高能食物的诱惑，以达到节食目的几乎是徒劳无益的。"越是不健康的食物往往越让人流口水。因此，改变民众的生活习惯，靠一般的普及教育是远不可及的。

研究群体生物学及传统文化，特别是饮食文化在健康促进中的作用，用于设计健康促进的政策，引导健康生活方式，其重要性不亚于行政化主导的医疗机构和医疗体系的改革。

文化习俗决定你吃或不吃

我们吃东西的行为很多情形下并不受生理反应的控制，而是受我们文化观念的影响。耶鲁大学食物心理学家 Brownell 当着观众的面做了一个极具启示的小实验，说明文化和心理在食物选择中的作用。他让两个观众上台，给每个人发一个新的一次性纸杯，然后让他们自己在里面吐一口口水，再给杯子加上水。然后他让这两个观众把杯子里的水喝下去，结果没人会喝自己刚吐过口水的杯子里的水。教授问他俩，杯子和水是干净的，口水是你们自己刚吐进去的，为什么就不能喝了呢？因为，常识教育大家"吐出来的口水是不卫生的"。

评论：坏消息是，受观念的影响，我们选择食物和进食的行为存在错误；好消息是，观念改变后我们是可以健康饮食的。

"救治模式"——全民健康促进的观念障碍

2019 年，我代表中国科学技术协会生命科学学会联合体承接了科学技术部委托中国科学技术协会对《国家中长期科学和技术发展规划纲要（2006—2020）》（以下简称《纲要》）进行评估，负责其中"人口与健康以及生物技术"两部分。对照《纲要》的指标，课题组很容易就归纳总结出过去 15 年在生命科学与健康领域我国在相关政策制定、财政投入、人才培养和科技产出（论文、专利和成果）等诸多方面取得的辉煌成就。

过去 15 年，我国在生命科学领域的专利数量世界第一，论文数量也接近第一，新增了 150 多位医药卫生领域的院士，更不用说投入多少经费，开了多少学术会议。2012 年卫生部发布的《中国出生缺陷防治报告》显示，我国出生缺陷发生率约为 5.6%，而《纲要》中把出生缺陷的防控指标定为 3.6%，降低出生缺陷任重道远。值得高兴的是，国家卫健委妇幼健康司司长秦耕 2017 年在发布会上表示，我国 22 种重大出生缺陷疾病的发生率大幅下降。可见过去 15 年政府付出的努力和经济投入取得了可喜的成效。

全民健康，其实包含了两个内容，一是基本医疗，也就是我们常说的看病、治病，是救治模式。二是全民健康促进。医疗关注的是个体，健康关注的是群体。因此，如果我们还沉浸在救治模式上，必然就会忽略群体的健康，就会弱化民众的健康教育和改善民众健康促进的环境。

特别值得一提的是，从政府角度看，群体的需求更应高过个体。个体的健康需求积聚成无数群体的健康需求，其总和需求就构成了疾病谱，疾病谱本身就是一个社会性变量，而疾病谱进一步又是由经济社会环境决定的。

一个社会在某一阶段展示出的特定疾病谱预示着这个社会的健

康风险，这是卫生政策制定的基础。人类社会的发展就是与疾病斗争的过程。人类从游牧社会进入到农耕社会，人群密度大幅上升，与环境的相互作用也比较固定，因此传染病是人类健康极大的威胁。直到公共卫生设施的完善和抗生素的产生，特别是疫苗作为公共卫生策略的主要组成部分得以普遍的使用，天花、黑死病、西班牙流感、疟疾、黄热病等烈性传染病才被控制。所以，在这期间，公共卫生政策和措施起了决定性的作用。

全社会的观念要纠正，要从"救治模式"改道到"健康促进模式"，要以改变疾病谱，减少发病的人为己任。

改变疾病谱，依赖于公民的主动参与

20 世纪后期至今，随着社会的发展和变革，慢性病已成为群体的主要疾病谱。而慢性病与传染病一样也是可防可控的，但不同之处在于，**慢性病几乎不可被治愈**。由于慢性病与个人的生活习惯密切相关，要想改变人群疾病谱，或者抑制慢性病攀升势头，就要把重心放在民众生活习惯的干预上，也即目前党中央强调的医药卫生事业的重心前移，卫生政策干预的重心也逐渐从"治病"阶段，向之前的"预防"和之后的"康复和长期照护"转移。

中国社会科学院房莉杰研究员《中国新医改十年：从社会维度加以观察》一文中指出：新中国成立后前 30 年民众健康状态很差，1949 年中国人的人均预期寿命只有 35 岁，那时很重要的一个健康风险是农村传染病，以及因为自然灾害、战乱造成的饥荒。于是，中央政府针对农村的卫生政策主要是对环境卫生的整治，以及疫苗预防接种的推广。

经过 30 多年的努力，传染病得到了有效控制，人均预期寿命提高到了 1981 年的 67.8 岁。1984 年，在世界银行的考察报告《中国卫生部门》中，盛赞中国利用适宜的卫生人力和技术，致力于初级卫生保健的策略，在控制传染病死亡率等方面取得了巨大成就，大大超过了其他发展中国家。

为什么我国在当时极度贫困的条件下，能在全民健康事业上取得如此辉煌的成就？答案非常简单，因为那时我国卫生事业的策略是预防为主，在政府主导的《爱国卫生运动》下人人参与其中，**公民是健康促进的责任主体**。

而医改这 40 多年，民众健康促进的自身责任没有得到充分重视和挖掘，慢性病可防可控的特征没有被充分体现。过分强调了政府和机构的医疗救治责任，以及公民享有医疗的权利，反而导致了我开篇所述的全民健康促进的"健康悖论"局面：民众对医疗的需求和要求越来越高，但在自身生活方式的约束和健康支出的制度设计上几乎不作为，在不加节制的饮食和生活方式的选择上基本处于放任状态，从而形成"生病是个人权利，救治是政府的职责"的窘迫困境。

"健康悖论"——政府决策效率的拦路虎

其实，"健康悖论"不仅仅体现在民众一方，也体现在政府身上，政府的努力有时换回的却是与愿望相反的结果。

如上所述，既然改革开放后我国民众慢性病高发的主要原因之一是民众"吃得过多，动得太少"，其机制和干预措施也清晰明了，但为何民众健康觉醒意识却如此之差，与其对健康和医疗的虚高需求背道而驰呢？这是个非常值得探讨的问题。

面对民众对不良生活方式的依赖，政府和社会就没有责任了吗？答案是否定的！世界卫生组织原总干事陈冯富珍曾对此有过一个生动而又深刻的阐述："……有人质疑改变政策的需要，他们可能会争辩，是个人的选择决定了心血管疾病、糖尿病和癌症的上升趋势。人们选择吸烟、喝酒、吃垃圾食品、坐在电视和电脑前边。以这种逻辑看来，坏家长们应该对全世界 4300 万患有肥胖症或超重的学龄前儿童负责。不，不是家长坏，而是政策不对头。越来越多的人居住在允许烟草产品销售和允许食品、饮料诱导性营销的社区，这些东西廉价、便利、美味，唇齿留芳，却极大地损害身体健康。越来越多的人生活在拥挤的城市，没有活动场地，没有自行车道，没有慢跑的道路，没有健身中心……慢性病不再仅仅是医学或公共卫生问题，还是一个发展问题和一个政治问题，（政府）做出不正确决定，产生的影响会是巨大的。"

正是由于民众对改变自身生活方式具有自我抵触性，政府的行政措施和法规才能发挥巨大作用。2016 年，习近平总书记在全国卫生与健康大会上指出："以普及健康生活、优化健康服务、完善健康保障、建设健康环境、发展健康产业为重点，加快推进健康中国建设，努力全方位、全周期保障人民健康。""要树立大卫生、大健康概念，把以治病为中心转变为以人民健康为中心。"明确全民健康与医药卫生事业的重点要前移。明确每个公民都是健康促进的第一责任人。

然而，几年过去了，全民健康促进的环境并未真正形成，期待的万亿大健康产业也没有尽现，"看病难，看病贵"是民众，特别是媒体关注的焦点。老龄化社会带来的 4000 多万失能失智的老人群体进一步加剧了医疗负担，冲击着现有的医疗保障体系。主要原因是大家的关注点还没有完全转向"以减少发病的人"为第一要务上，服务方式尚未完全从"以治病为中心"转变为"以人民健康为中心"，政策与行动还没完全融合，公民自身健康促进的主体责任和自我健康意识的觉醒和行动尚未凸显。

只有认真研究这些悖论或困境的机制，并在制度上进一步完善，逐一破解所面临的困境，全民健康事业的成效才会尽显。

"健康悖论"最大成因——民众个人健康意识缺位

尽管政府付出了巨大的努力和经济投入，我们很多人还是抱怨"看病难、看病贵"，因病返贫、因病致贫的故事仍充斥于耳。但我们可能都没有认真计算过，我们每年每个家庭真正花在非必需医药和健康上的支出是多少。根据中国消费者协会此前发布的《保健食品消费者认知度调查报告》显示，我国 2015 年保健品的销售额约 2000 亿元。波士顿咨询公司发布的《从洞察到行动：掘金中国保健消费品市场》进一步指出，到 2020 年中国保健消费品市场规模有望超过 4000 亿元。其实，这些数据只是冰山一角。有报道表明，仅我国老年群体花费在所谓的保健品上的费用就高达 5000 亿元。

现在，每月支出成千上万用于孩子课外教育的家长大有人在，而坚持给孩子购买医疗保险的却寥寥无几。2019 年诺贝尔经济学奖获得者阿比吉特·班纳吉与埃斯特·迪芙洛在合著的《贫穷的本质：我们为何摆脱不了贫穷》一书中用了大量的研究数据和实例阐明了这个问题，也给我带来了非常有益的启示。他们的研究表明，越穷的人，反而越倾向于消费非必需的低价"奢侈品"，把钱投到不该投的地方。例如，当贫穷人群得到更多的补贴时，他们不是倾向用所有投入换取更多能量的食物，而是去买更加美味的食品，在饥困交迫的环境中却会优先购置电视机。在中国南北两个地区的一项试验也表明，如果给贫困人群更为充足的主食补贴（面粉或大米），当面粉和大米价格下降时，南北两个地区的补贴对象都没有消费更多的米面，而是把钱用到了肉类的消费上。在经济稍加宽松的情况下，这些家庭优先选择更能满足口腹之欲的食物，同样地，在卫生健康的选择上，**他们更追求那些实际完全没用，但价格高昂的"保健"产品。**

有意思的是，阿比吉特·班纳吉的研究还表明：贫困人群所展示出的消费悖论同样发生在很多富裕人群中，**富裕人群对健康产品和服务的选择与孟加拉贫民窟居住的群体没有任何区别，他们宁愿花大价钱找江湖郎中治病，也不接受正规医疗机构的援助**，从而使得生物学和医学知识在解释这些令人困惑的问题面前显得非常苍白无力。

这提示我们，在健康问题上，无论处于何种经济水平，大部分人对自身健康的投入与重视都是不够的。贫富差别不在于你有多少钱，而在于你的健康觉醒意识和健康的个人身体素质，这也正是我想强调的。

如果我们把贫困经济学的一些现象和原理套过来回答"健康悖论"中那些令人困惑的问题，或让我们发蒙启蔽。

经济学有个名词叫**时间矛盾**（time inconsistency），意即个人当下快乐的消费行为可能会导致明天后悔的结果。用在我国民众卫生与健康行为中最能体现出这一现象的就是"自助餐模式"。我非常不建议子女带父母（起码我们这代人）去吃自助餐，大概率会导致他们过饱，在吃饱之后又吃了很多东西，这样他们才觉得"钱没白花"。"付了钱就必须把它吃回来"的行为，对医疗健康体系产生最直接危害的就是民众的**"非必需医疗支出"**。而最突出的表现就是民众已有提前透支医保费用的倾向。

其实，人人都知道医保，即便是个人账户上的医保费用，是当有实际医疗需求时才可以动用的，如非必须最好永远不用。但相当一部分民众却倾向于不论用什么形式，将其先用完才是上策。所以就有了用药品处方换洗发水、电吹风的骗保行为。各类极端的、偏离医保共济原则的行为对医保的损害是巨大的，这类消费理念最终侵害的还是民众自己，对于这类行为，政府已采取强有力的措施给予严厉的打击！

及时享受的时间矛盾困境同样体现在经济支配能力更强的人群中，**他们极其关注健康，却摆脱不了不健康的生活习惯，在大吃大喝的过程中完全不考虑将来的后果。**

如果说"自助餐"模式是因为民众想获得更合算的结果而采取的不自觉的、有害健康的行为，逻辑上还比较清晰。那么，上述年轻家长冒着灾难性支出的风险（支出占家庭总收入 40% 以上即为灾难性支出风险），在下一代的课外教育上不加限制地投资就很让人费解。现在年轻群体对下一代的教育支出已成为家庭第一大负担，也是影响他们生育观念的重要原因（影响人口结构，也是健康问题）。

我问过周边很多年轻人，他们在孩子课外教育上的投资大得吓人，还互相攀比。网上流传一个段子，"我们家庭年入四五十万，依然因为孩子教育入不敷出"，说的就是年轻父母在孩子身上攀比式的教育投资所带来的无为无助的窘迫状态。我把它转给我身边年轻的家长们看，他们都说这个段子讲得太贴切了，但问她们是否已为自己孩子计划和投资了健康保险，结果是有这种想法的人很多，但有行动的家长却寥寥无几，因为她们感觉教育投资迫在眉睫，而健康投资是一种可能性投资。如果让我也从经济学的角度用上述时间矛盾的理论来看待这一件事情，答案就比较清晰。从中我意识到，如果你给民众一个明确的目标，哪怕这个目标并不一定能够实现，甚至永远达不到，他们的投资欲望依然会很强烈。以孩子的教育投入来说，家长的投资目标就是高考。尽管这一投入并不能保障孩子将来就一定会考上一所好大学，但他们认为，如果不投资孩子就一定考不上好大学，也是他们所谓的"输在起跑线上"。同理，当我们去考察老年人群对"保健品"盲目、不加节制的消费行为时，也会得出相同的结论，商家根据老年人大多处于衰退、多病状态，有急切地扭转局面和提高生活质量欲望的现状，提出比较明确的、可预期的"健康目标"和推销策略，让老人们感觉实现这个预期的机会就在眼前，这是他们自愿购买这些无效甚至有害的"保健品"的最主要驱动力。老年"保健品"的推销商真的是对老年人群的心理了如指掌。

与此相反，当民众还处于健康状态时，他们更容易掉进"时间矛盾陷阱"中，考虑更多的是当下的快活生活，并不顾忌未来的健康风险。中外研究的结果还表明，对于经济拮据的家庭来说，习俗或人情支出占家庭支出的比例非常大。

我这代人大多看过电影《白毛女》。讲的是喜儿的父亲杨白劳欠了地主高利贷，被迫卖女还债，自己以自杀而泄愤。喜儿挣脱地主的束缚躲进深山，孤独生活成了白毛女，直到人民军队进山，打倒了地主，解救了白毛女，她才翻身做了主人。故事中一个渲染的场面，就是躲债在外的杨白劳大年三十悄悄回村看望喜儿之前，还咬牙买了点面粉，扯了条红头绳，期望与女儿包顿饺子，欢欢喜喜过个年。过年包饺子，扎红头绳是根植在中国北方人骨髓中的习俗，可见传统习俗对我们的影响是极为深刻的。

诺贝尔经济学奖获得者阿比吉特·班纳吉是印度籍，所以在他的著作中引用了大量印度民间的示例，如一个母亲一辈子的努力就是为女儿准备一套嫁妆，她的女儿又为她的女儿努力一辈子准备嫁妆，世世代代陷在为嫁妆奋斗的循环中。当然，改革开放前的中国农村情况也一样，华中师范大学中国农村研究院最近的一份研究报告显示，2016 年，被调查的中国农村家庭人情婚丧嫁娶等，平均支出为 5297.47 元，占家庭总支出的 16.16%，而饮食支出占家庭总支出的 19.72%。根据 2011 年中国家庭金融调查与研究中心的数据，城市收入水平处于最低 25% 的家庭人情支出占总收入的 45.1%。中国家庭动态跟踪调查也显示，2016 年，全国多省市家庭人情支出超过 5000 元，其中重庆更是高达 10 612 元，安徽、天津、湖南等地紧随其后。如果把这一部分支出用于家庭基本医疗保健，相信民众自身健康状态将会得到很大改善。

第五章 打破"健康悖论"的诅咒势在必行

不许生病，是公民对个人、家庭和社会的一种责任

如前所述，新中国成立后的前 30 年百废待兴，在这样的社会环境下，我国反而在全民健康促进上取得了举世瞩目的成就，其中一个重要的原因就是通过政府主导的《全民爱国卫生运动》，使人人参与其中，体现出每个人都是自己健康的第一责任人。

面对我国人口结构和全民健康所处的困境，每个公民到底应该发挥什么样的作用、担当什么样的责任、采取什么样的对策和行动，难道不值得我们去认真思考吗？我们是时候觉醒了，要坚决对不良生活方式"断舍离"。

全民健康是实现中华民族伟大复兴大业的重要基础。而全民健康很大程度上依赖于全体民众个人健康意识的觉醒，没有全民健康意识的觉醒，"看病难、看病贵"的问题难以解决，期待的万亿大健康产业的春天也难以到来。

我在前面的表述，无非是想说明，如果我们能改变我们的生活习惯，恰当起居、恰当吃、恰当运动，管住我们自己，我们会在很大程度上降低自身患病的风险，或者延缓已有病程，如果大家都能行动起来，就能够在相对较短时间内改变我国疾病谱，就能够在很大程度上改变现在看病难的问题，也自然会大幅降低家庭和社会的医疗负担，大幅增进社会、家庭和个人的福祉。

不许生病！是一个信条，是一种信心！不许生病的信条既利己也利他，既需要靠个人的主动，也需要政策的牵引。假设说，我们把现在的医保体系设计为家庭共济模式，即如果一家人保持长期不

用或少用医疗保险，那么家庭中任一成员住院救治的费用由医保全部给予托底，而家中年迈的父母恰好属于高危患病人群，这时候我告诉你别生病，你一定会有更大的兴趣继续问我，如何能不生病。

不许生病！是一种强烈愿望下极难实现的目标，但是能实现。

我在开篇提到了我自身健康管理获得的受益，这样的样板和实例在我们周围越来越多。一个小小的概念和技术进步往往会带来意想不到的健康促进效果，最典型的例子就是手机自带计步器的普及，使得现在每天计数走路的人越来越多。这两年我注意到，在路边越来越多健身房工作人发传单，这不是件坏事，说明大家的健康意识增强了。

当然，要做到这一点，政府的责任首当其冲。在下面的章节中我还会通过国外健康促进方面的成功案例告诉大家一个事实：实现全民健康促进的目标，单靠个人的自觉是远远所不能及的，还需要制度和法规的牵引！

公民是自身健康的第一责任人，写进我国"医疗健康基本法"

要扭转国内现在健康促进的颓势，首先就得改变我国现行医药卫生事业的统领模式，要把全民健康真正上升到国家战略上。

中国工程院的一项研究表明，我国健康卫生事业发展遇到的一个障碍就是国家在宏观规划和管理上的条块分割，各部委各行其道。我认为，其中的重要原因是我国长期以来缺乏一个能够统领全局的医药卫生"母法"，长期靠着中央下发的文件推行各项政策，但政策碎片化，甚至矛盾的现象比比皆是，制定具有统领效用的医药卫生上位法是医药健康领域一直努力的方向。2016年，习近平总书记出席全国卫生与健康大会，把全民健康促进上升至国策，其中，特别强调了公民是自己健康的第一责任人。2018 年《中华人民共和国基本医疗卫生与健康促进法》草案出台，但在"公民的权利与义务"一章中仍缺乏公民责任的表述。

2019 年，国务院颁发了令人振奋的《健康中国行动（2019—2030 年）》，《科技日报》和《半月谈》都约我谈谈对此行动计划的看法，我的观点很明确，即**"健康中国行动计划指标落地，制度和法规牵引必不可少"**。观点的核心思想是，由于大部分民众早习惯了不良的生活方式，要实现全民健康促进目标落地，政策的牵引十分重要，政府的主导作用将发挥巨大作用。而对于公民，也必须要明确他们自身在全民健康促进中的法律地位和责任。这时，我又想起《中华人民共和国基本医疗卫生与健康促进法》中关于公民责任表述的缺失，赶紧上网核实，结果发现，修订稿已经做了很大调整。2019 年 12 月 28 日，第十三届全国人民代表大会常务委员会第十五次会议通过《中华人民共和国基本医疗卫生与健康促进法》。在第六章，健康促进的第六十九条中规定：**"公民是自己健康的第一责任人，树立和践行对自己健康负责的健康管理理念，主动学习健康知识，提高健康素养，加强健康管理。倡导家庭成员相互关爱，形成符合自身和家庭特点的健康生活方式。公民应当尊重他人的健康权利和利益，不得损害他人健康和社会公共利益。"**这个医疗健康的大法凸显出公民个人健康促进的社会责任。

有了"健康基本法"，有了公民个人健康责任的第六十九条规定，全民健康促进就有了法律依据，政府、社会和民众自己都要承担责任，也为出台各类健康促进"强制性"措施提供了上位法依据。

宣教似的健康教育遏制不了慢性病攀升

人类进化过程中获得的一些赖以生存的各种生理机能，反而成为现代生活导致疾病灾难一个根源，进化带来的本能使得人类天生具有过现在认为是不良生活方式的倾向。这种倾向的力量非常强大，因为大多数不良生活方式，包括摄入高热量食物、饮酒、吸烟、不运动都会让人感觉满足和舒服。

我每次坐车都会与司机闲聊健康管理，谈到改变不良生活方式有多难，有个司机说我讲的很有道理。他们村里就有一个嗜酒如命的人，大概是得了肝病（存在一定因果关系），儿子强行拉着他去看医生，结果被告知病得挺严重。医生告诉他，要想多活几年就必须戒酒。听到这里，他立刻就说，"等会! 让我想一想。"几秒钟后他就起身往外走，喊着，"不治了。"儿子急了，赶出去拉他。就听他说，"治病还能活多久我不知道，但不让我喝酒，我明天就会死掉!"这是真事，不是个笑话。"这不能吃，那不能喝，活着有什么意思？"是我们常听到的抵触改变不良生活方式的口头语。特别是如我前面所述，遇到把吃看得比命还重要的人，让其自觉改变生活方式几乎是不可能的。民众普遍存在的"不想改，不能改"观念的关键还是缺乏科学合理的教育。

2016 年，我作为总执笔人参加了樊代明院士主持的中国工程院"我国医药卫生人才培养战略研究"项目，让我惊讶的是，改革开放以来，我国政府每年支付的人均健康教育的费用其实并不少，但成效却不尽如人意。民众对于高血压、糖尿病及心脑血管疾病、癌症等可防可控常见慢性病的知晓率长期徘徊在低位。我国健康教育的宣教模式是很重要的原因。那什么叫非宣教式的健康教育体系？答案就是需要考试、认证的教育体系。

始于 1928 年的英国"个人、社会健康教育课程"（PSHE）于 1997 年就被设定为英国中小学的必修课程，明确指出课程的目标就是培养儿童养成健康的生活方式，为未来的成人生活做准备。英国政府要求学校必须保证每周安排 1 小时的 PSHE 课程，且受教育者需要通过统一的考核测试。

至今，我国依旧没有贯穿幼儿到成人的健康教育大纲，也没有在中学、大学设置疾病防控和健康促进应知应会要点的必修课，我认为，这也是导致大学生群体的艾滋病病毒感染率不断攀升的重要原因。也正因为如此，我国民众慢性病防控的知晓率和依从性一直不高。由于很多民众缺乏生理和疾病的基本常识，为伪健康促进信息的蔓延提供了土壤，伪保健品、伪健康信息迅速在大众中蔓延，造成极大的危害。

据此，我写了《大学生健康使者行动计划》，建议将从出生缺陷、传染病和慢性病防控，到老年照护的全生命链条中应知应会的知识作为大学生的必修课，同时要求大学生利用寒暑假对周边人进行宣教，并将宣教人数和实效纳入考试计分体系。采取这一措施，一方面可以全面提升社会精英最主要的组成人群——大学生的健康素质，同时，通过在校大学生的主动宣教，短期内可以全面提升我国民众疾病防控的知晓率和干预治疗的依从性。是谓"用最简单的办法，解决最复杂的社会问题"。非常遗憾的是，我把这个提案给了很多大学校长，大家都说好，但没有任何人采取行动。但我坚信，最终贯穿幼儿园到大学的健康教育体系迟早会日益完善和落地。

改变生活方式，制度牵引必不可少

可能与很多民众的认知相反，纵观全球健康促进做得好，效率高的发达国家，在改变民众不良生活方式，如限制摄取烟、盐、油等疾病危险因素上采取的措施都具有**"强制性"**特征。

在政策牵引方面，日本的做法最具代表性。在长达十年的研究后，2008 年，日本厚生省发布法规，规定企事业单位 40 岁以上的员工每年必须测量腰围,男性腰围不得超过 85cm,女性腰围不得超过 90cm,超过者必须接受为期 3 ～ 6 个月的强制性教育和减肥,否则将面临解聘的风险,贯彻执行不良的企业还可能面临高额罚款。这一行动引发广大民众对饮食和健康的高度关注,大街小巷唱起"不要、不要 Metabo(代谢综合征)",营造了一个非常强烈的督促民众自行改变不良生活方式的社会氛围,这在实现全民健康促进中发挥了显著作用。日本肥胖超重人群比例为 3% 以下,是我们国家的十分之一,而且人均预期寿命连续几年位居世界榜首,这种法规功不可没。

其实,自我国军队施行了军人体重与体能强制性达标与职务晋升挂钩的制度,官兵自觉改变饮食习惯,加强锻炼和健康咨询的觉醒意识明显增强,整体体能素质短时间内大幅提高,这一举措或许可以在公务员和企事业单位中推广。一个制度带来的健康促进效益或许比各种加大投入的措施有效得多,这或许是健康促进一种有效的路径,也能充分体现出我国的制度优势。除了"强制性"教育措施以外,"标签策略"和"经济杠杆策略"也是政府"强制性"改变民众生活方式的有效手段。

2003 年,英国非政府组织"盐与健康共同行动组织"(CASH)联合英国食品标准局,共同在英国食品企业和餐饮业中发起了"减少盐,促健康"行动(英国也是高盐摄入国家之一),不断宣传减盐的好处,提醒民众关注食品标签中盐的含量。在企业界的配合下,英国超市的即食食品中盐的含量减少了 45%,民众的日盐摄入量由 2000 年的 9.5 克减少至 2011 年的 8.5 克。对应的 10 年间,英国的高血压患病数明显下降,心肌梗死人数减少了 40%,中风死亡人数下降了 42%,总体死亡人数减少了三分之一,减轻医疗负担 15 亿英镑。减少的这 1 克盐功不可没。效果之好,使得美国疾病控制与预防中心（CDC）的 Thomas R.Frieden 在新英格兰医学杂志发表的"预防医学的明天"一文中感叹，如果美国人在未来 10 年间能把钠的摄入量再减少三分之一，将会使 50 万人免于死亡，节省医疗费用 1000 亿美元。可见，有政府参与决策的行动计划所产生的效益简直惊人！

2013 年，我惊讶地看到山东省因为民众吃得太咸，高血压都已经蔓延到了青少年，政府也倡导发起了一个"减盐降压行动"。我到山东在酒店用餐，问服务员："你们知道政府现在要求饭店减盐，别做得太咸吗？""知道、知道"，回答得很利索。第二年，我又去山东，在饭店问了同一个问题，回答是"不知道"，任何行动计划，特别是全民健康行动计划需要持之以恒才有效。

除了上面的例子，"欧洲脂肪税""芬兰的肉类加价，蔬菜水果补贴"等政策都"迫使"民众选择更为健康的饮食和更恰当的生活方式，在全民健康促进上都取得了举世瞩目，且值得借鉴的成就。

改革开放初期，国力低下，实行的食品配给制度和全民课间操制度，无形中使民众"管住嘴，迈开腿"，是那个年代糖尿病等代谢性疾病低发的社会环境和制度因素。在食品供应富足的当下，合理的食物配给制度（定额）及伴随的高热量税收制度对督促民众改变不良生活方式或许也是一种简单有效的方法，其实，这也是学术界的一种观点。最近，知名科学期刊《柳叶刀》和 EAT（以科学为基础的食品系统转型的非营利性组织）发起了 EAT-Lancet 项目（新地球健康饮食计划），号召全球行动起来共同改变人类的饮食结构，消除营养不良和营养过度，减少慢性病发病，同时还地球健康。其中建议的红肉日摄入量不超过 8 克！相当于大拇指大小的一片。如果能把这些理念与现在党中央倡导的节约粮食行动融合起来，相信会开创多赢的局面。

"医保"变"健保"——全民健康促进的新轴心

目前医改研究结论表明，我们现行医保的设计的确还存在需要改革完善的空间，现行制度健康促进功效不强，支付方式改革以疾病救治为主的赔付模式为主，不能很好引导公民采取有效措施，摆脱自身不良生活方式，远离疾病高危因素，把钱花在该花的地方，公民尚未充分认识到自己是健康促进第一责任人。如前所述，要实现全民健康的目标，民众自身的健康觉醒意识和政府政策引导缺一不可。虽然我们一直在讲健康，在讲疾病防控，但很多情形下所讲的概念实际并不很清晰。

同时，医改研究结论还表明，在我国公共卫生政策制定和医疗保险的设计中，家庭的核心作用越来越被淡化，甚至完全被忽略。过去的劳保制度是包含家庭成员的，而有关健康定义中的健康恰恰是以家庭为核心，且健康是可以被生产的。

健康以家庭为基础是比较容易理解的，除了家族性疾病外，父母由祖籍或生长地传承的生活方式（如南方人吃米饭为主，北方人吃面食为主）会直接导致子女慢性病发病谱的差异。更为重要的是，家庭健康是可以被促进的。

在卫生经济学中，人力资本将健康视为能提高消费者满足程度的一种资本存量，即健康资本。同时，健康资本也需要投入和产出。

卫生经济学中用家庭健康生产函数 H 来表示健康生产的原理。

$$H = f(M、T、LS、E、S)$$

按照该家庭健康生产公式，健康是以家庭为单位通过生产才能获得的。健康生产要素包括了医疗保健服务（M）、购买服务的时间（T）、生活方式（LS）、教育（E）、环境（S）。健康生产函数不仅是卫生经济学的基础理论，也是构筑和改善医疗保健服务体系的政策基础。

　　家庭健康生产函数还表明，健康生产的各要素可以相互替代，用改变生活方式和改善生存环境以及提高公众的文化程度等措施来减少对医疗服务的依赖，同样能更有效地生产健康。

　　也许这些表述让人听得心烦难懂，我再举几个例子就可以看出家庭在健康促进中的核心作用，以及目前我们医保存在的缺陷和改进的方向。

　　举一个自家兄弟的例子。我弟媳是个医生，她说她怎样讲也管不住我大弟的嘴，所以他超重的厉害，自然伴随而来的是代谢综合征，时不时犯痛风不说，最影响日常生活的是膝关节痛。前面也说过，膝关节问题已经成为中国人的大毛病，最经济有效的治疗方法就是控制体重，差不多1公斤能换回1万元的效益。所以，她见到我，就让我去教育我大弟，让他减肥。我转头正要给我大弟说道一下，让他一定管住嘴，少吃！但突然发现哪里不对头！我问弟媳，你每天做菜做饭控制量吗？她说一般四菜一汤，因为老三每天工作很忙，回到家总得犒劳犒劳。一个学医的，一个有强烈愿望让家庭成员控制体重、保持健康的人，在家庭餐饮的运作方式上却做着与愿望背道而驰的事情。所以，我不是教育我大弟，而是转过来教育我的弟媳妇：做那么多的饭菜，能不胖吗？不能在家庭营造一个健康的环境，特别是健康饮食、起居的习惯，再强烈的健康促进信念也只能是空谈。

　　这一现象在老龄群体更突出。老伴中往往夫人比较空闲，所以跟着电视里的"健康大讲堂"跟得很紧，然后就不停地做这做那，这可以吃，那不可以吃，搞得老头心很烦。其实健康饮食很简单，"食物多样化，控制总量"。很多所谓的"养生课"是在夸大其辞，没什么实际意义。要想实现健康促进的目标，还是要以家庭为核心。

家庭共济为核心的医保体系，激励民众健康促进

"在疾病预防上投入 1 元钱，至少可以换回 8 元钱的健康收益"，这个道理谁都懂，也都在说，但却没有落实到制度上。政府引导或"强制"民众进入健康促进状态是最有效的措施。近 20 多年来，我国的医药卫生改革从摸着石头过河到进入深水区，至今还没有找到一条通往成功的正确路径，其中一个重要原因还是没能由救治模式转为全民健康促进模式，在源头上控制发病人数，把减少发病人数和延缓已有病程作为第一要务。

我国初期的公费医疗和"劳保"，范围包含了家庭成员，也包含了健康查体。改为"医保"后，变成个人账户，忽略了医保在疾病负担中的共济效用，更重要的是，医保丢失了健康促进的功效，只有看病才可以报销，而健康体检交给了单位，成了单位的一项福利，而且，各单位体检金额参差不齐，查体项目设计缺乏针对性。

中国工程院研究报告指出，由于医保还缺乏类似汽车保险续保中"少出险，少缴费"的激励政策，部分民众提前消费医保账户资金的倾向非常严重，医保卡购物、套保，甚至骗保的情况屡见不鲜，"寅吃卯粮"的现状令人担忧，部分地区医疗保险资金难以维系。

做好健康守门人是医疗保险的第一要务

日本与我国同属胃癌高发区，发病率甚至还高于中国，但其胃癌五年生存率却高于中国好几倍。原因是，在日本医疗保险制度的设计下，日本公民 40 岁就要求进行常规胃肠镜检查。道理在于，由胃肠道息肉演变成为癌症需历时 7 ~ 10 年，合理设计和安排首次胃肠镜检查可以最大限度地在早期发现癌前病变，并加以处理，基本不产生医疗负担。

> 日本督促公民按期进行胃肠镜检查的责任在医保,而非医院。医保人员会按时通知被保人去指定医院检查,一次没去,会通知第二次,再不去,就会直接转告单位要求落实,否则会有处罚。所以被保人漏检的可能性极低。其他发达国家则采取不按时查体将提高被保人保费,或降低疾病报销比例的办法,效果也如出一辙。
>
> 同样的,自 2000 年开始,美国实施 50 岁以上人群每年必须开展肠镜检查的计划,计划依旧由医保机构监督执行。数据显示自 2003 年开始,美国肠癌的发病率每年降低 3%,到 2018 年已经降到 46%。相反,美国 50 岁以下未强制肠镜检查的人群中肠癌发病率上涨了 13%。可见行动计划的效果非常显著。
>
> **评论**:医疗保健的角色是健康守门人,而非疾病报销的出纳员。

如果把"医保"变"健保"可以大幅度提高资金效率,降低医疗负担。

这个例子还说明,健康促进的专业主力非医务人员。在美国,救护车属于消防系列,配置训练有素的前线处置转运人员,与医务人员是分开的。如果"健康中国"建设的主力军还是医务人员,医改的重点还是在改医院、改医生,我国全民健康将难以体现习近平总书记提出的"要树立大卫生、大健康概念,把以治病为中心转变为以人民健康为中心"以及"要将健康融于所有政策"的指示精神。

我和卫生经济学专家杨金宇教授会同中山银康科技有限公司的李志华董事长一起探讨过这个问题。银康科技有限公司早年承担了广东中山市新农合体系的建立,之后又实现了与医保和城乡职工医保的融合,对此深有体会和感触。我们一起策划了**"节俭型家庭共济**

医保新模式",其核心是围绕家庭成员建立一套医保支付和激励体系,与之前所说的节俭基因含义一样,富裕时尽量储备,以应对大灾之用。如前面介绍过的,把全家的疾病支付捆绑在一起,"少报销求大报销",即一家人不报销或小报销,其中一位家庭成员病重住院时就可以获得很大的医疗支付。这一模式的好处有两点:第一点是让民众自觉抵制非必需医疗支出,因为这些支出都会降低必需时的支付额度,不合算。第二点更重要,要想不看病,生小病,就得做好自我健康管理!以家庭亲情为基础的健康促进效应一定是高效的,也将大幅提升家庭的幸福指数。

恩格斯说过,家庭是社会的细胞,全部细胞都活跃,都健康,整个社会也一定会健康。因此,政府还要做出巨大的努力,通过制度牵引全面唤醒民众健康促进的个人意识,引导全民进入一个大健康的新时代。

第一篇

结语

不许生病，是一种素养，更是一种责任

在这一篇中，我从进化、文化、社会、制度多个维度阐述了目前我国全民健康所面临的困境。"健康悖论"不但束缚着我们每一个人，也束缚着政策制定人和健康医疗的供给人。技术在进步，社会在发展，而我们对自身健康却没有足够关注。政府和社会有相应的责任，但更多的是我们自己的责任，需要我们自身健康意识的觉醒和崛起。

我们现在知道了健康之路有多么的艰难，先祖应对大自然灾荒所获得的优势基因和功能成为当下我们难以改变和克服的疾病根源。我们想过健康的生活，拥有健康的体魄和快乐的生活，但我们的大脑却不断地把我们引向"大鱼大肉"的生活；我们想合理地分配我们的资源，把钱用在健康促进的刀刃上，但很多情况下，文化、习俗和偏见却指引我们把钱花在一大堆不可靠的"补养品"上；我们的生活环境中原本已充满了致癌物，但我们依旧烟酒不离口，依旧不断地抱怨，并充满灰色的情绪，无端端地为自己添加了一堆癌症催化剂；我们过分地关注医院，过分地依赖医生，而忽略了自身在健康促进中的作用和责任。

不生病的武器掌握在我们每个人手中，我们自己才是我们自身健康促进的主人，家庭健康的守门人。

不许生病！是我们的权利，更是我们的责任！从现在开始我们要做自己的主，为提高全民健康素质，为了整个中华民族的伟大复兴，我们要少吃点，多动点，开心点，睡好点！

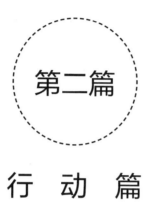

第二篇

行 动 篇

第六章 个人生活方式如何转变？

排在第一，但又几乎永远落空的愿望，减肥

在第一篇中我用了很重的笔墨在说肥胖和超重是全球一大公共卫生难题，是慢性病万恶之首，也是自己开启通往疾病的一扇大门。控制体重是健康管理的重中之重，但超重和肥胖的确是健康管理路途上最难清除的拦路虎。

新年一到，美国一些咨询公司就开始调查大家一年中的愿望，果不其然，排在第一的是"减肥"（90% 的人），到了年底，再调查，真正减肥成功的只有三五个。

溜溜球式的减肥，吃力不讨好

溜溜球减肥（yo-yo diet）是 Kelly Brownell 最先提出来的，是指通过饮食控制减肥，过程中体重不断反弹，最终越减，体重越大，越减，吃得越多的现象，就像手中的溜溜球一样，一上一下不断地跳。Brownell 是耶鲁大学心理学教授和减肥专家，我的很多知识是从他的耶鲁公开课"食物、心理和文化"中学到的，但有一点他做得比我差，就是作为减肥专家，他自己却很胖，但这不妨碍你去听听他的课程，讲得真的很不错。如果他能遵循自己的减肥思路，再瘦一些，相信会更有说服力。我还特别希望国内一些学而有志的学生能顺着他的思路继续探讨，成为健康管理的复合型人才。

溜溜球减肥很常见，很多人费了很大劲，甚至花了很多钱，最后不但没把体重控制住，还平白添了很多新问题：营养失衡，激素

紊乱，等等。不用说，溜溜球减肥背后的机制一定十分复杂，细究起来也都可以另外出一本书，其中"身体记忆假设"我觉得比较通俗易懂，也比较有借鉴价值。这一假设的含义就是机体维持体重恒定的机制，一旦出现短期内体重突然下降的情况，它就会通过升高胰岛素等一大堆激素让你感觉饿，去吃更多东西，也会提高肠道吸收能力，总之，设法让你保持在原有体重不变化。体重下降过快还会导致焦虑和抑郁，同样也会让你进食高能量的，可以产生欣快感的食物，结果一下又胖了起来，而且周而复始，越减越难，越减越肥。就跟拉弹簧一样，拉开、放手，蹦回去的更凶。而下定决心要开始减肥行动的人大多心情急切，希望尽快见效，而采取的方法，特别是交钱去的减肥机构所采用的方法都是让人在短期内见效的，减肥效果就跟拉开的弹簧一样，反弹很明显。

　　所以，要想降低体重就必须要有打持久战的决心，循序渐进。还拿弹簧做比喻，把弹簧拉开一点点，持续很长时间，松开后，弹簧不但不会蹦，而且回不到原来的状态了，它的记忆就停在这个新状态，再拉、持续、松开，再拉、持续、松开，最后发现弹簧快被拉直了。运用到我们的体重控制上，减肥过程就会变得很平稳，效果很明显。

　　最近这些年，肠道微生物作为人类的另类器官受到的关注越来越高，成果层出不穷。结论就是，的确存在"肥胖型"和"瘦型"肠道菌群。而且肠道微生物可以通过脑肠轴调节人的神经甚至精神活动。例如，你突然想吃猪蹄，其实是你肠道微生物想吃，并给你发出信号。而且不管什么瘦身的方式（轻断食、服用二甲双胍等）都会诱导肠道微生物改变，在有效果的个体，其肠道的"瘦型菌"比例上升。所以，就出现了"粪便"移植纤身法，但由于存在着一个"土壤"与"种子"的关系，即 A 人的"瘦型菌"不一定能在 B

人的肠道定植成功，所以这个方法不是人人都有效。而且即便移植成功，肠道微生物也不是一成不变的，还是跟你的饮食习惯有很大关系。

我再说说我自己的经历和体会，按照 InBody（一种比较精准的体脂秤）检测给出的结果提示，我的标准体重应该是 69 公斤，体重指数（BMI）在 22 左右，而我下决心控制体重时的体重是 76 公斤（是否超重还应该结合你 40 岁以前的平均体重），我之前 30 岁到 40 岁的体重才 54 公斤，BMI 低于 18，属于过瘦。我控制体重采取的措施就是减少食物的摄入量。开始会有饥饿感，我就吃点小锅巴，获得一点满足感。坚持不吃、不吃，好像突然有一天，就没有了饥饿感，也不需要小锅巴了。持续几天后，我又尝试一天不吃饭看看会是怎么样，结果，一天不吃饭竟然也会没有饥饿感。控制体重大半年，我的体重就降到了 70 ～ 71 公斤，再过一年，就恒定地保持在 70 公斤，随之而来的、看得见的效益是中度脂肪肝完全消失。所以我猜测，我的主观意志（脑中枢）通过影响胆汁分泌，来影响激素平衡，最后影响了我的肠道微生物，让它们从"吃荤型"变成了"吃素型"，脑肠轴的调节也是可以由上往下的，只要你不想吃，最后一定会不想吃。我们健康管理研究院的曾强主任对此很感兴趣，指派了个博士后专门研究这一问题，只听他说过"有希望、有希望"，但还没有看到具体的研究数据。

听完我的表述，大家一定会心存疑虑，就这么简单？我告诉你，确实没那么简单。当我体重降到理想状态时，溜溜球效应就开始出现，时不时就会有想吃东西的瞬间，特别是出差在外，坐下来就会吃得过多，体重就会超标！

控制体重，保持身材不变化，对任何人来说都是个挑战！想要做到，关键就是两点：一点是强烈的信念和决心，另一点就是简单有效的监督手段。如前所述，超重和肥胖乃万恶之首，特别是中年以后的体重控制更为重要。我原本有个假设：40岁之前个人没有进入"强制性"健康管理（通过改变生活方式控制体重，通过药物控制高血压、高血脂、高血糖，按时做针对性体检）这一辈子免不了有个慢性病缠身；55岁没有进入个人"强制性"健康管理（在上面那几条中再增加肌肉训练），60岁一拐弯，就是个老人状态。最近国外有项研究支持我的这一假设。这项研究中，他们对不同年龄段人群"衰老标记物"做了检测，发现，人衰老过程的确有几个加速期，32岁、40岁、78岁。所以，如果你不想中年就慢性病缠身，不想过了60岁就是个白胡子老爷爷形态，你就得克制自己的食欲，控制体重！除了要有信念和决心，还得有标准和监督。

有时候在一桌吃饭，好几个体重控制践行者坐在一起，就谈不到一块。有个说辟谷好，有个说吃素最好，更有人说这不能吃那不能吃受不了。这种情景下，我就不会继续介绍我的心得，因为最后只会搞得不欢而散。所以我用一个很简单的道理来控制争论！我说，大家说的都有道理，只要适合你自己都可以称得上好。但是，金标准就是保持体重不变化，话一出口，争论即刻停止。因为目标最重要，而且要保持体重不变非常不容易。所以要下决心控制体重，第一件要做的事就是制定体重控制的阶段目标和最终目标。第二件事就是多订几个电子秤，放在卧室，洗手间，坚持每天早、晚各秤一次体重，这一点很重要。因为夜间呼吸、蒸发，水分丢失再加上清晨的排泄，早上的体重要比晚上睡前轻1公斤左右。1公斤的差异会带来巨大的心理暗示效应，比如，你制定的第一个月的行动计划是减去3公斤，最终目标是减去15公斤，结果第二天一早你就惊喜地发现，你已经实现了1/3的减重目标！顿时会让你感觉减重这件事好像没有那么难。到了晚上，体重又回来了，又会让你产生内疲感，有利于督促你继续走在减重的道路上。

对于超重的人（BMI 在 25 以上），减掉 3 公斤，自己就会有感觉；减掉 5 公斤，会有很轻松的感觉，如果原来关节不舒服，这种关节不适会立竿见影得到缓解；减掉 10 公斤，一段时间没有见过你的人，见面的第一句话一定是"哇，你做什么了，年轻很多呀。"到了这个阶段，除非你事业遇到波折，有不顺心的事，从而心情焦虑，让你又重返大吃大喝不加控制的状态，否则你一定会打保卫战，努力控制体重不变化。

保持标准体重不变化其实是个"虚词"，因为稍稍放松，多吃几顿体重就会回来了，特别是经常出差或旅游的人，自助餐模式的干扰是非常大的，我们身边经常可以听到这种话，"出差几天，体重又多了 3 公斤。"

所以除了上面说的两个措施外，要再增加一条措施——设置警戒线。我把自己体重大于 72 公斤和小于 67 公斤设为我的"不可容忍"红线。即当体重大于或小于这两个数，我必要采取措施，强制性在短短几天内把体重纠正回来。

控制体重，意志和决心还是最重要的。

一天三顿饭，哪顿最重要？

我在公众健康促进的演讲中，谈到自我健康管理，谈到节食，谈到怎么吃，总会讲到我几十年不吃早饭，下面就会一片哗然。对中国大众来说，不吃早饭好像是个罪过。我知道大家下面想问的问题是什么，我就接着说："每次体检做 B 超，我都会问问胆囊怎么样，得到的回答都是挺好的，内壁很光滑。"对大众来说这又是一个颠覆性的答案。不吃早饭，会得胆囊炎，这个结论也不知啥时候，如何得出的。

2016 年，英国唯一一家私立大学——白金汉大学的副校长 Terence Kealey 出了本书，书名就是《早餐是最危险的一餐》，再次颠覆了中国老百姓的观念。

从这本书中可以考证出"早餐是一天中最重要的一餐"这句话其实最早出现在一百年前，即 1917 年世界上最古老的健康杂志 *Good Health* 上。该杂志由 John Kellogg 医生编辑。Kellogg 医生来自密歇根，他在 1894 年和兄弟 Will 发明了玉米片。所以"早餐是一天最重要的一餐"有点广告的味道。

我到美国医学文献数据库 PubMed 上检索了一下"早餐"与"健康"这两个关键词，发现近年大部分的试验性或回顾性研究都集中在早餐与儿童智力发育上，结果或结论基本指向早餐可以提高儿童认知水平，但是这与早餐的质量有关，或是在营养不良的儿童中效果比较明显，而与早餐的进食行为关系并不密切。

除了"早餐最重要"之外，中国民众另一个相反的观念就是"晚餐是一顿容易让人'不健康'的餐"，很多希望减重的人最容易遵循的事就是跳过晚餐。一天到底应该吃几餐，怎么吃？这么说吧，所有与进食相关的问题都是复杂的科学问题。在后面的章节中我还会做一些科学、循证的阐述。但还是让我先说说一天三餐的来由。

从前面我提到过的那些有关人类进化的书籍中寻找答案，结论与我之前的推测是一致的，一天三顿饭是农耕社会的产物。

人类在狩猎采集的年代，基本与野兽差不多，饿了就吃，吃了就睡、就玩。如果食物充裕，例如巨型动物很多的时代，人类的幸福指数非常高，而且正如《世界简史》中所述，没被狮子、老虎吃掉或者野火、洪水弄死的人会活得很长，因为他们没有死的理由（没有传染病，也没有慢性病，更没有人与人的明争暗斗）。这也许就是《黄帝内经》中黄帝问的那群远古的人，可以轻松活过一百岁的原因。

　　进入农耕社会后，就有了阶级，就有了分配制度，结果是少数人开始向过饱迈进，大部分人勉强果腹，日出而作，日落而息。粮食就那么多，只能合理分配。早上起床还没干活，体能消耗最少，吃点晚上剩的就行，所以中国人的传统早餐比较简单，中午是承上启下的强劳作时间，要吃得饱一点，所以中餐就成了正餐。晚餐是糊弄一下，还是吃顿正餐，全看家庭富裕的程度，所以一日三餐的演化过程首先是个社会行为学。改革开放前，我国没有哪个地区是富裕的，北方冬季漫长，干不了活，叫作冬休，一天吃三顿饭有些糟蹋，所以就成了吃两顿饭，这一行为成了习惯，所以衍生到北方的部队，冬天每周周日也是两顿饭，可视为一种节俭的行为。

一日三餐是个社会行为学

　　当下绝大多数人都是"一日三餐"。然而这种习惯是如何形成的呢？古人也是一日三餐吗？

　　我查阅了一些资料，一日三餐的普及是在隋唐时期，且当时"中餐""午饭"等语意词汇开始出现于文人诗句中。早在秦汉时期，百姓还是一日两餐，即早餐、晚餐，且与现在不同的是早餐是主要的一餐，晚餐相对简单。而在更原始时期，则是"饥则求食，饱则弃余"。史料记载，中国最晚在商代形成"定时吃饭"习惯，这也可以认为是饮食文明进步的标志。而后在战国时期，贵族两餐后还会加一餐作为对晚餐的补充。当然古代也有"四餐制""五餐制"，不过这种饮食制带有皇族色彩，并不适用于普通百姓。

　　佛教戒律中更是要求"过午不食"，过午而食属于"非时食"。其"过午不食"是因为：

　　比丘（即僧侣）的饮食是由居士供养，每天只托一次钵，日中时吃一顿，可以减少居士的负担，且过午不食，有助于修定。

为何是"过午不食"而非"过早不食"或"过晚不食"呢？这是
因为三世诸佛是在此时段进食的。佛陀制此戒的目的是要让僧人
少欲，一心悟道。据《毗罗三昧经》记载，"佛说：早起诸天食，
日中三世佛食，日西畜生食，日暮为鬼神食。如来欲断六趣因令
入道中，故制令同三世佛食。"

　　评论： 一天只能吃一顿饭的，大多是无奈的选择，而一天吃
四顿饭就不是一般人能享用的了。一日三餐或过午不食是人类历
史和文明发展以及宗教信仰的产物。

　　所以，一天到底吃几顿饭让身体最健康是没有定论的。魏于全
院士说，"节食第一不能饿，饿着节食损害身体。"这点我同意，
饥饿感大多情况下来自低血糖，而血糖的剧烈波动会对血管产生损
害，这也是《早餐是最危险的一餐》作者的主要论点。中国人的早
餐的确是极不健康的一餐，因为早餐的内容物大多是血糖生成指数
（让血糖升起来的能力）非常高的，富含碳水化合物的主食，如面条、
馒头和稀粥。对于进食这些食物的后果，有段表述我很喜欢，"如
同在血管内撒了一把玻璃碴，即刻刮伤血管内皮，造成血管损害"，
所以早餐应该走西餐套路，富含蛋白质和蔬菜最好，而且富含蛋白
质和蔬菜的早餐能够提高饱腹感，延长下一次进食时间和减少进食
的量。

　　此外食物必须多样化，但要控制总量。这条很重要！现在很多
人要么开启不了体重控制行动，要么一下走入极端，限食限得厉害，
这也不吃，那也不吃，又是代餐，又是果蔬汁，导致蛋白质摄入量很低，
最终出现内分泌失调或营养不良，特别是很多老年人一味追求吃素，
加之现在厨具纯铁的少，所以很多大城市的老年人患了改革前的贫

困时期才常见的缺铁性贫血。

我再举个例子说明食物多样性、控制总量与健康的关系。麦当劳、肯德基等快餐不利于健康是全球共识，但为何这些快餐会导致健康问题，民众却不大明白。一个实验室做了个实验，把参与的人分成两组，吃的都是麦当劳食物，一组按照自己的意愿随便吃，另一组吃同样的麦当劳，但食物的总热量是经过计算被控制的，配餐中也有汉堡，但可能只有原来汉堡的1/3量，结果，总热量控制组全体人员的生化指标和体重的变化都是向好，而不是向坏。这个实验清晰地说明，快餐导致的健康问题，不在于其食材的种类，而在于进食的总量和进食的时间长短。

有一点，我与魏于全院士意见一致，就是可以把食物总量用一周来平衡。其含义就是不要教条式地节食。我们在控制饮食的同时不能抹杀食物的文化属性。前面说过了，中国人有时把吃看得很重要，这不让吃，那不让吃简直就是要他的命。如果问我，猪大肠能吃吗？我会说，能吃！猪蹄能吃吗？能吃！冰激凌呢？也可以！见到了，太想吃，没关系，你就痛快地吃一顿（当然能节制点最好），但是在后面几天，最长给你一周，你得把它平衡回来，食物总量没有变。回过头看，这一周，想吃的，该吃的你都吃了，进食的满足感得到了补偿，但是，体重没有变！恭喜你！你已进入了节食的最佳状态。

轻断食——有科学依据的减肥抗衰老节食新模式

近几年通过少吃获得健康效益，甚至年轻化已形成了一个科学体系，学术上称为轻断食（fast diet）。断食（fasting）原本是个宗教仪式，例如伊斯兰斋月，其间信徒们就会按照教义不吃或少吃指定的食物。

早在1935年，美国科学家McCay等首次利用大鼠开展了"热量限制"实验。限制了热量的实验组（热量摄入为对照组的 60%）衰老速度明显下降，同时寿命比对照组延长了 30% 以上。在此后几十年的实验中，科学家从多种单细胞生物到多种哺乳动物身上反复实验，证实了限制摄入热量一定程度上可以延长寿命。1989 年，美国威斯康辛大学的科学家以恒河猴为实验对象，进行了一项长达 20 年的热量限制研究，结果表明，热量摄入减少 30% 的实验组比不控制饮食的实验组寿命延长了近 30%，热量摄入减少组中一只恒河猴甚至活到了 43 岁，远超恒河猴平均寿命（27 岁）。这一实验结果发表在 2009 年的《科学》杂志上，引起业内轰动。恒河猴属于非人灵长类动物，与人类的基因有 93% 的同源性，这一结果提示节食或能量限制对人体也会有益处。

在观察所有"少吃"的动物实验后，科学家又发现了一个比长寿还要重要的现象，即这些动物在延长寿命的同时，它们的慢性病指标也全部好转或大大延缓病变进展，这时科学家们才意识到增龄对延缓慢性病病程十分重要。这个道理很简单，我们会感觉现在很多过去没听说过的疾病，如老年痴呆症、帕金森病和各类癌症越来越多，其中一个原因就是人的寿命延长了。因此，抗衰老、年轻化和延长寿命的目标不再是活得多长（当然会活得更长），而是活得更好。我在本书的开篇就提到，人们要追求的是健康寿命，也正因为如此，十几年前，美国科学家联合开辟了一个新的学术领域叫作"老龄科学"或"增龄科学"（geroscience）。这个学科的目的是将衰老生物学和抗衰老技术与老年医学紧密融合在一起，通过干预衰老进程来延缓慢性病过程和降低危害，结果非常成功，其中一个成果就是本节要给大家介绍的轻断食健康促进的实用方法。

现在轻断食相关的书籍可谓满天飞，我推荐的是 2014 年广东科技出版社出版的图书《轻断食：正在横扫全球的瘦身革命》，大家可以自己去读一下，页数不多，读起来也很顺畅。作者是英国的麦克尔·莫斯利医学博士（Dr.Michael Mosley）和咪咪·史宾赛（Mimi Spencer）。他们书中请教或采访的都是美国轻断食研究的权威机构和专家，而且他们亲身体验了轻断食带来的身体变化，所以他们所提供的知识可靠，并具有实操性。

在这里，我简要地把这个领域的主要成就和进展小结一下，也顺便谈谈我自己的体会。断食，就是在某一时刻或一段时间内不摄入食物热量或摄入有限的食物热量。间歇性断食（intermittent fasting，IF），即在一小段时间内（6～48小时）内基本不进食有能量的食物。把间歇性断食嫁接到2～21天或更长时间周期中，周而复始就叫周期性断食（periodic fasting，PF）。PF还可以有多种模式："25+5"模式，即每个月有连续5天每天的食物热量控制在750大卡（对中国人，专家建议控制在500大卡），其他25天可以正常吃（注意不代表猛吃）；"5+2"模式，这个最适合中国人，可以选择周末两天基本不吃（不饿就行，控制在500～600大卡）；另外一个好的选择是隔天断食法（alternative day fasting）。

还有一种叫天天断食法，听了别头皮发麻。天天断食法每次可以吃得多一些，但在进食时间上有严格限制，也称时间限制进食法（time-restricted fasting，TRF），即在每天规定的时间窗口期内（8小时）进餐，让最后一顿与第一顿的间隔大于16小时。不管何种断食法，大约3个月为一个评估周期。

何种断食法最适合你，要自己尝试以后再判断。

目前的人体试验也证明了断食具有在动物身上看到的正向生物学效应。主要体现在：体重，特别是体脂降低；血压、血糖、甘油三酯下降并处于更为稳定的状态；受试者会变得更为机敏，精神焕发。更为重要的是，断食对已有的主要慢性病有明显的干预或延缓作用。已经验证过的慢性病包括糖尿病、高血压病、心脑血管疾病，以及认知障碍相关的疾病，如老年痴呆症、帕金森病等，当然，也包括癌症。断食促进健康的机制比较复杂，但有个核心理论，"生存危机响应机制"是比较有说服力和有意思的，即，每当动物或人开始断食而进入饥饿状态，机体会启动"生存危机"响应机制（认为你已处于一个贫困环境，要设法救你的命），并通过"适应性压力抵抗机制"来改善机体线粒体功能，降低血压、血糖、血脂，提高胰岛素和瘦素敏感性，改善生物节律，从而起到了改善心脑血管疾病、代谢疾病、认知功能，预防癌症，降低化疗副作用等正向效应。

　　另有一个颇具说服力的学术假设是意大利学者 Francesca Pentimalli 通过轻断食得出的。他认为，当机体持续处于饥饿状态时（注意，要多饿一会儿），机体启动生存危机后，首先会让衰老的免疫细胞通过自噬和凋亡先行自绝，这个机制和人类群体进化过程很相近。

　　早在采集狩猎时期，如果人群聚集地的食物链出现了短缺问题，部落就要迁徙，寻找新的居住地，这个时候，"残忍的事件"就会发生：除掉老弱病残者，以保障部落高效顺利的迁徙。在尤瓦尔·赫拉利所著的《时间简史》中就表述了这样一个实例，在考察了亚马孙森林里残留时间最长的原始部落（一直到 20 世纪 60 年代），发现其中有个青年人扮演的角色就是用一把大木锤敲死那些风烛残年的老太太。当然，我们不能用文明社会的道德观念去评判这一现象，这是进化过程适者生存的一个机制。回到 Pentimalli 的研究，饥饿时自噬和凋亡也扮演了一次"木锤执行者"的角色，让老细胞先行死亡，同时机体又拼命动员、支持新细胞，包括干细胞，来维持生命的核心功能，但没想到的是，过了几天食物又充足了。身体里该死的死了，新细胞也出来了，一个循环加一个循环，人体自然就年轻化了。

还有什么比这种抗衰老、年轻化、更便宜有效的手段呢?

　　所以,有人把轻断食理解成为"模拟饥饿",即假装你处于食不果腹的困境,让机体来救你,并最终让你获得健康收益。"模拟饥饿"是个形象的描述!

　　看完这一段,也许你有了马上开始节食的冲动,但是我还是要告诉你,没有那么容易,因为一断食,就会饿,一饿,就会出现我前一篇里叙述过的在抵抗食物成瘾、抵抗饮食文化和人情世故过程中带来的所有问题。更有些人,即便看到断食有那么多的好处,但一听要少吃,马上就会动摇或抵触。

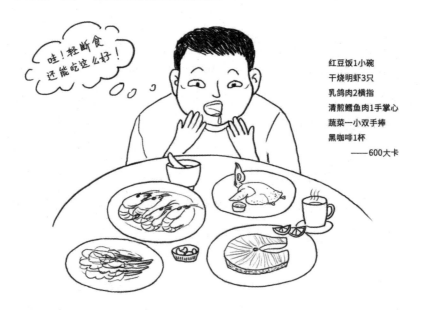

红豆饭1小碗
干烧明虾3只
乳鸽肉2横指
清煎鳕鱼肉1手掌心
蔬菜一小双手捧
黑咖啡1杯
——600大卡

哇!轻断食还能吃这么好!

　　我的博士生陈巧,学的是营养专业,也是个临床营养师,当了我的博士生后,我给她提的第一个题目就是让她设计一套餐谱,前提是,每餐的热量要控制在 500 ~ 600 大卡,但让人看到的第一感觉是,断食还能吃得这么好?另外,我让她摒弃学术套路,把常见食物等同的热量形象化,让大家能对一天摄取的热量有个非常直接的实物参照。我对照说明一下,一个鸡蛋大约等于 76 大卡,一只肉水饺有 51 大卡热量，一口青菜有 6 大卡热量。所以，按照一天的热量限制在 750 大卡，你可以吃 10 个鸡蛋，或 15 个左右的水饺，125 口左右的青菜。如果换个吃法，一餐 4 个鸡蛋，8 只水饺，一小把素菜，日子好像也没过得那么艰苦。更重要的是，如我前面所述，经过一段适应期，你的"脑肠轴"发生了变化，你就不再感觉断食有多痛苦，相反断食带来的正向效益足以让你到处炫耀，感觉自己轻飘飘的。

血糖、血糖、血糖——节食的核心

不管是正常吃，还是轻断食，最要注意的就是血糖。如同前面提到的那本《早餐是最危险的一餐》中所表述的，或是许多养生专家的忠告都集中在一点，就是进食过程要让血糖平稳上升，不产生大幅度波动。而中国人的早餐大多是富含血糖生成指数很高的食物，如馒头、稀粥、面条。迅速升糖会对血管内皮造成直接的"刮伤"，日积月累就会导致动脉硬化、血栓。

如果食物中碳水化合物的含量过高（主食不论是精粮还是粗粮，基本都是碳水化合物），实施断食后，丢掉的体重中非脂肪物质（FMM），特别是肌肉的丢失会非常明显，这一点，对于中老年来说极为不好。因为到了中老年，特别是老年阶段，人体肌肉的自然流失原本就已很明显，这也是人显得老态龙钟的生理基础。所以要吃得少，就必须吃得好，也就是食物中蛋白质的含量要有保障，因为在营养吸收不足时，身体会优先消耗体内蛋白质，而非脂肪！

美国加州大学洛杉矶分校人类营养中心副主任，康宝莱营养学院及营养咨询委员会成员苏珊·鲍尔曼博士曾提醒，如果你不改变饮食结构的话，吃再少不光没有用，还会有害！

所以我们在断食时，只减少每餐的进食量而不改变饮食结构是很难达到健康减肥效果的。这里又引申出来两个进食的生理学和心理学的重要概念：满足感（satisfaction）和饱腹感（satiety）。

满足感，可以理解为我们吃到我们喜欢吃的食物，觉得满足的那种感觉，这除了味觉以外，还与食物文化属性的匹配度密切相关。我父母是胶东人，但我从小长在浙江，印象最深刻的是，父辈看到老乡不知哪里搞来的山东大葱时那种两眼放光的样子，而那个时候，南方人看到北方人在饭堂吃大葱或香菜会捂着鼻子就跑。所以，吃自己从小就喜欢吃的东西最容易产生满足感。而饱腹感则基本是个学术术语，是指两顿饭的主动需求之间的时差，时差越大，说明上一顿食物的饱腹感越强。还有个容易与饱腹感混淆的感觉叫满胀感，即感觉很饱，但很快就饿了，又想吃下一顿。喝水最容易产生满胀感。20世纪60年代我国遭受重大自然灾害，很多民众晚上只能喝一肚子水再上炕度过一夜。现在想想，才过去几十年，我国民众就已从食不果腹，到为过饱发愁，社会变革得有多么大！所以，要有一个持续健康饮食的习惯，营养丰富，控制总量，又要感觉吃得满足，的确不容易，到现在我也不能完全做到。

我下面汇总了一些建议给大家做参考。

首先，要增加食物的水分和纤维。苏珊博士举了两个例子，一个例子是，如果每个人每餐的进食量是一样的，如100克的黄油和100克的蔬菜，让你获得的满胀感一样，但是两种食物的热量却有天壤之别，所以多食用富含纤维素的食物，能让你感觉饱，但又尽可能少地摄入热量。另一个例子是新鲜葡萄和葡萄干的区别。每一颗葡萄，无论是新鲜与否，都包含约5大卡的热量，但是20颗新鲜葡萄可以让你吃个半饱，而20颗葡萄干只是一口的量而已，这就是水分的功劳。餐前喝一碗汤能填充你的胃，让你产生满胀感，可有效减少进食量，从而减少热量的摄入。

很多人一般认为餐前喝汤或吃点水果和前菜，能让人更开胃，后面会吃得更香，现在看未必是这样。正餐前所有这些前菜都能增加你的满胀感和饱腹感。吃水果会升高血糖，而血糖升高是产生饱腹感的重要信号，当然注意要细嚼慢咽，让血糖慢慢升上来，主食的摄入量就会减少。

日本养老照护做得早、做得好，控制老年人体重也是老年照护的重要环节。所以在老年长期照护机构，老人吃的食物顺序很有讲究，一般先吃肉类等高蛋白质食物，再吃蔬菜，产生满胀感和饱腹感，最后再决定吃不吃主食，这种设置的主观意念是让老人少吃、不吃米饭或面包等富含碳水化合物的主食，而客观上也的确起到了这种效果。

所以，从健康养生角度看，每日进餐的顺序就是，先喝一碗汤，再吃蔬菜或者肉。我的观点有点不一样，先吃蔬菜，再吃肉容易丧失满足感，所以还是先来块肉高兴高兴，再吃蔬菜，最后能少吃或不吃主食最好。讲到这里，又回到我弟弟和弟媳的故事，要想持之以恒走在健康饮食的大道上，光靠自己不行，还要靠环境，特别是家庭环境的营造，不然按着这个顺序快吃完了，突然发现家里还有蒸了的大肉包子，那你想少吃都很难！总之，在保证营养的前提下，少吃，控制体重能够年轻化，能够阻挡或延缓慢性病，还能降低癌症的发生率，当然还能省很多钱，特别是常在外面消费的人。

少吃能促进健康，实现年轻化已成为一门大科学，吃什么、怎么吃都有很多讲究。每个人都应该根据自己的身体基础，疾病基础和文化习俗认真思考。当然，也可以找专业人士去咨询，但千万别受商业诱导，关键是要有检查和检验得到的客观体检结果作为参照，比照节食前后机体检查和检验结果提示的变化，如血糖、血脂、血压、脂肪肝等，向好的就坚持。

　　保持食物多样性，控制总量，不抹杀食物的文化属性，执行一个快乐、健康的节食法，有难度，但不是完全做不到。

食物的顺应性，找到享受食物的新平衡点

　　即便有了健康意识，也知道了少吃可以控制体重，继而可以控制或延缓慢性病发展，让一个人改变饮食习惯还是特别的困难。就好像让南方人忘掉米饭，改吃面食一样，是很难的。对于民众来说，"这不能吃，那不能吃"实际上是一件很痛苦的事。

　　其实，吃什么，不吃什么，也即食物的选择性，是一门很深的学问，恰恰又是国内研究领域涉足较少的领域。

　　首先，食物所具有的文化属性是如此强烈，以致在移民或南北迁徙的人群的第二甚至第三代中都难以改变，食物的内容、烹饪方式以及享用的模式都会成为家庭传统、快乐之源和爱的表达。如果让在南方生活，甚至在全球其他国家生活的中国北方人，过春节不吃顿饺子，是很难做到的。食物自古以来就被赋予了文化、宗教和身份地位的内涵，对食物的选择和习惯已经远远超出充饥果腹这一食物的基本生理功能。

　　讲到食物的选择性，第一个问题就是我们吃什么，不吃什么的背后原理是什么。传统的观念认为"天生吃什么"（You are What You are）就是一些人的特征。这有一定道理，我自己就是个例证。我从小就不能吃肥肉，水饺中比米粒大一点的肥肉我都能感觉出来，并且不能容忍。当时我父亲说我矫情，说我没有真正挨过饿，其实那个年代大家都饿得不行，我心里感觉很委屈，但确实也讲不出令人信服的理由。有一件事让我坚信我抵触肥肉一定是天生的。因为有一天，我发现体育老师的两个双胞胎孩子跟我一样，也是嘴里有一点肥肉就会吐出来。我那时已经上中学了，而那两个双胞胎才3

岁左右，我就想：这么大点的孩子，肯定不会受到啥阶级斗争教育的影响，他们家也不富裕，不吃肥肉肯定就是天生的。我把这件事告诉了父亲，父亲的回答"就知道诡辩！"没想到过了这么多年，我总算找到了上面这句话的科学依据，其实，在学术界，天生吃什么的观点早已被改变。现在认为，食物的选择是由每个人的基因、个性、文化观念和价值观主导的，这种主导可以鲜明地体现在一个群体，甚至一个民族中。东西方国家和不同宗教群体间的饮食差异是巨大的，有些差异甚至直接导致了群体疾病谱上的差异，最能说明这一点的是"法国人悖论"（French Paradox）。

"法国人悖论"，进食文化和行为是健康饮食的一个核心

　　"法国人悖论"是一个流行病学的悖论现象，即法国人酷爱美食，在日常饮食中摄取大量高能量和高胆固醇的食物，但他们得心血管疾病的概率却比英语国家的人低得多。针对这一现象国际上开展了很多研究，提出了很多理论，还由此让葡萄酒被标榜成为健康食品。而 Rozin 团队对此开展了长期和系统的研究，结果最终还是指向饮食文化，特别是法国和英美两种人群对食物的态度，以及由此产生的生物学效应，说明人们对食物或进食的文化态度在食物选择和限制上发挥着巨大的作用。

　　研究表明，法国人与英语国家人民，特别是与美国人相比，对食物的态度是完全不同的：美国人对食物的态度是消费型，更关注食物的性价比和数量。举例来说，当调查某一餐馆中的顾客，问他们选择这一餐馆的理由，很多情况下，答案是因为餐馆的宣传，如"多付一美元就可以再给一大块牛排"，就如同之前我提到的我女儿小时候追捧麦当劳的一个主要原因是要攒够每消费一次给一个的成套玩具。相反，法国人把食物和进餐过程当作是一种享受。也正因此，法国人进餐的时间平均比美国人慢了半小时。别小看这半小时，延长就餐时间，可以让血糖在就餐过程中逐步升高，并产生饱腹感，从而可以不自觉地让人阻挡正餐外更多的进食。而美国的快餐模式让人狼吞虎咽地一会就把食物全都吃了进去，此时血糖还没有上来，感觉还是饿的，所以会继续吃，半小时后才会感觉有点撑着了。中国人吃饭的模式更像美国人，当然一部分原因是以前穷惯了，过去吃大锅饭，怕吃得慢，再想添就没了。改革开放后，快餐模式在中国迅速兴起，线上外卖模式使其达到了高潮。吃得快、吃得多、吃得口味重（咸）、吃得满嘴流油是外卖的特色，也成为特殊人群慢性病攀升的非常重要的原因之一。

评论：不光吃得少，吃得慢、吃得悠闲也是健康饮食的核心。

我们的"邻居"日本人，也是黄种人，遗传背景与我们很接近，但他们的慢性病情况比我们好得多。所以就有人研究日本、中国和西方饮食文化的差异及其与群体健康的关系。

先看看日本人与西方人（因为很多样本是来自同一个西方国家，如同在美国的日本人和美国本土人，这样就消除了环境因素，凸显民族的文化特性）。日本人比较追求天然食材，食物比较单一，有啥吃啥；西方人大多采用加工食材，食物有多样选择；日本人吃饭定时，主要在家；西方人吃饭时间比较随意，随时可以进餐，大多喜欢在外就餐；日本人喜欢大家一起吃，大家来决定吃什么；西方人吃自己爱吃的；日本人喜欢与家人一起吃饭；西方人喜欢自己吃，一边吃一边看手机。结论就是：高脂、高糖的西式食品，高度工业处理的食材，不在家吃饭，独自吃饭等习惯都成为西方人肥胖，患高血压、糖尿病和高病死率的主要危险因素。

把中国人加进去比较会是怎样的？其实早年的中国人进食与日本人非常接近，但现在除了调料不一样，其他行为都更接近西方人。之前也提到过，学术界曾有个中国人糖尿病发病预测的峰值，称为"纽约模式"，即20世纪90年代以前居住在纽约富人区的华人，由于过上了美国人的富裕生活，吃牛排、吃甜点，结果糖尿病患病率飙升，最高达到了15%，后经宣传教育和干预这个数值降了下来。所以，我第一次听到这个名词是在2000年初，一场中国科学院第一批先导项目的评审会上，当时专家们的倾向还是，中国人糖尿病发病的最大峰值可能就是15%，现在看，如不给予强力干预，超过20%也不是没有可能！

上面举的这些例子是想说明我们对食物的选择，并不完全是基于健康理念，而且还受到传统文化的影响。研究表明，**主观意识做出的对某种食物的选择决定，在不断重复后就成了下意识的习惯。**这一点很重要，因为我们如果能按照健康理念去选择某些食物，并不断地重复，且在其中不断地灌输更多的正向的、充满乐趣的理念，我们就有可能改变过去不良的饮食习惯，回到健康的食谱上。

举一个例子，我的侄女和侄女婿原来在北京工作，后来一起调到广州，待了几个月，回到北京就跟我说，"我们现在已经不习惯北京的菜，太咸！"盐被称为第一号调味品，是让食物具有满足感的第一味觉。遗憾的是，中国人，特别是北方人，吃得太咸，结果钠的摄入量远远超标，这是北方人高血压发病率远高于南方人的主要原因，"舌尖上的中国"把"辣"推向全国后，这个倾向已经发生改变，因为辣带来的是咸和油，以至于很多南方地区的高血压发病也接近25%。在健康促进行动中，少盐与减肥同等重要。

我的侄女一家到了广州，受大环境的"胁迫"，不知不觉地顺应了清淡食物，获得了新的食物满足感，再回到北京，高盐食物反而让他们难以适应。这个例子很生动地告诉大家，**不要畏惧改变口味带来的不适应，只要有坚定的健康意识，完全可以在健康饮食中发现和挖掘出新的食物满足感。**

其实很多地方对某种食物的偏好也是基于"健康"理念的：吃甲鱼是基于它很补，滋阴壮阳；术后喝鸽子汤，是认为它可以加速患者康复。这些五花八门的民间偏方不知道是怎么来的，但我想大多都是当年穷得叮当响的产物。我参加过一次在香山举行的营养学会议，这是我国学术研讨规划的最高规格会议，会上陈凯先院士作了中医药食同源的报告。祖国医学博大精深，但经历了几千年，社会、环境早已巨变，到具体问题还是要科学地分析，毕竟中医的很多方法、方子是在当时的社会环境下观察、归纳和总结的。所以我就提出一个观点，很多中医认为"补"的食材、药材和方法是个行为学结果。例如，一些名贵药材，如人参，因为贵重，服用时要求用鸡汤当引子，所以在那个穷得一塌糊涂的年代，鸡汤引子的生理或药效作用可能大于药材本身，必须加以甄别。当然，贵重药材的安慰剂效应也很大，因为安慰剂对疾病治愈的作用也十分重要。

早期，对初到广东的客人，主人一般都会安排他们吃一次海鲜，这是广东特色。而且，有心的人还会点几道以虫子为主的菜，"吓唬"一下北方人，也"显摆"一下广东人"只要是活的，天上飞的，地上跑的都能吃"。所以点得最多的，也是最喜欢安排的，就是椒盐或禾味龙虱——一种像蟑螂的水生昆虫做的菜肴。菜一上，同桌北方人就用拿着筷子的手掩着脸，"哦哟，这是什么东西，也能吃！不敢，不敢，不敢！"大多数人不敢尝试。如果你进一步介绍说，"这个东西广东人称它为'天然伟哥'，很补的。"一会就有人跃跃欲试。所以，对食物新的信念会改变我们对食物的选择，帮助我们找到食物新的满足感。以"这也不能吃，那也不能吃，活着没意思"做借口，抵制向健康生活方式转变的人其实还是没有明白自己已经登上了通往死亡的快车道。充分利用食物的文化属性，改变我们的不良饮食习惯，顺应健康饮食的突破口其实有很多。

如上所述，人们对食物的选择，除了生理的需求外，与传统、信仰、精神寄托等密切联系，还与身份象征密切关联。

我曾仔细琢磨过这件事。20世纪80年代我初到广州时，各种餐厅提供的最常见的就是云吞面、肠粉和炒河粉，广州河鲜海鲜算是比较丰富，但是到了1985年，花园酒店从楼顶吊下的促销大横幅中说"基围虾跳楼价"，才知道有那么个基围虾。能吃到鱼翅鲍鱼，至少要到90年代中期了，吃得起的也不是一般人。其实这些菜品都是由香港传过来的，当年香港有钱人比较集中，广东人又爱吃、擅吃，鱼翅、鲍鱼都是没什么味道的食材，但很多人觉得它们有补养的作用。要想把它们做的鲜美入口，厨师的技术很重要，所以做个鱼翅，要先用大量鸡、鸭、猪、蛇和名贵药材熬一锅高汤，再来炖鱼翅、鲍鱼，使其有超脱所有食材的、全新的鲜美口感。这么去炮制，不可能不贵，越贵，能吃得起的就越少，所以就变成了贵胄们独享的美味佳肴。现在的厨师，把养殖的鲍鱼上锅一蒸，再加上成品的鲍鱼汁，一炖就上桌了。后来被人看破，价钱就上不去了，所以这些事物的价值，甚至口感大多是被价值概念推上去的。

适合懒人的运动——高强度间歇训练

健康管理最著名的口号就是"管住嘴，迈开腿"（eat less, move more），光少吃还不行，还得动起来，运动不光能消耗能量，减少脂肪，更重要的是增加肌肉储量和力量。过去运动增肌，大家想到的是健美，女性练个马甲线，男性练出人鱼线，所以增肌似乎都是年轻人干的事。现在的概念早已变了，最近的研究表明，运动10分钟机体就有近 10 000 个分子大变样。

由于人从 30 岁开始肌肉就会成比例流失，年龄越大流失的速度就越快，因此任何年龄都需要增肌。过去我们说老年人老态龙钟，走起路来颤颤巍巍，原因就是肌肉丢失，撑不住了。肌肉丢失老年人就容易跌倒，而老年人意外死亡最大的风险因素就是跌倒，可以说跌倒是老年医学领域的"万恶之首"，有研究表明 70% 以上卧床并最终病亡的老人与跌倒有关。此外，肌肉还是激素的储存库和机体代谢的一个中心，肌肉减少，人也就会没精打采。西方的老年人生活质量普遍好过东方人，一个主要原因是他们很多人在年轻时健身，而且蛋白质摄入量相对较高。

所以，有人把肌肉称为生命银行，年轻人现在增肌就是为老年增加生命资本，而老年人增肌是为了活得更健康。

因为我从小就不爱运动，所以写这一章心里就有些发怵，跑啊、跳啊，我都不太行。但是这个领域这两年是风起云涌，锻炼的理念和形式也发生了巨大变化，同时很多误区也逐渐显现出来。在这里我重点介绍一下懒人喜欢的运动模式，叫作高强度间歇训练（high intensity interval training，HIIT）。

HIIT 简单地说就是用很短的时间，做很剧烈的运动，其结果与拉长时间的锻炼效果一致，甚至更好。举一个试验的例子。一试验中，两组人都做哑铃上肢屈臂运动，以举到举不动了作为每天试验的终点。区别是，一组给的是 10 磅的哑铃，另一组给的是 30 磅的哑铃。可想而知，都到举不动的状态，轻的那组要做更多的屈臂运动，重的那组可能举几下就筋疲力竭了。试验结束后，一评估，两组增肌的效果完全一样！换句话说，要达到相同效果，与其拿个轻的哑铃训练好久，不如选个重的训练，时间效率要高得多，这对我们这些懒人来说简直是天大的好消息。

美国运动医学会（American College of Sports Medicine，ACSM）每年都发布健身行业趋势报告，代表着运动健身领域的热点和潮流。报告显示，在 2014 年之前，HIIT 并未成为健身流行的潮流，近几年 HIIT 已跃居健身潮流前 10 名。2017 年的报告显示，目前 HIIT 是大众极为喜欢的运动方式之一（位列第三）。HIIT 如此流行的主要原因在于它可以在较短的运动时间内，达到更高的运动效果，其减肥效果也似乎更优于其他传统中低强度持续运动方式。有人认为，10 分钟的 HIIT 成果相当于 30 分钟的慢跑。HIIT 之所以能够达到这个效果，是因为间歇性高强度训练能够在短时间内提高人体摄氧量。人体摄氧量越高，能量消耗也越高。也就是说同等训练时间下，选择可以更快提升人体摄氧量的训练，能够达到多倍消耗能量的效果。此外，进行快走与 HIIT 同等时间，1 小时后 HIIT 的心率及摄氧量仍然显著高于运动前水平，而快走心率及摄氧量则已与运动前水平无异。由此可见，HIIT 的运动效果更加显著，这也是 HIIT 近年受到运动人士更加喜爱的原因。

研究还发现，与传统运动相比，HIIT 除了能够达到更好的减脂、增肌的效果，如果长期坚持 HIIT，能够在某种程度上降低机体食欲。也就是能够减少热量的摄入，促进机体形成"热量缺口"，对于无法控制饮食的减肥人士来说实在是福音。

但需要明确的是，HIIT 并非适合所有人群。HIIT 运动强度较大，要求运动者心肺功能良好。如果心肺功能存在基础疾病，很容易诱发其他问题，得不偿失。所以一定要选择适合自己的运动方式。

什么样的 HIIT 最好，看上去都挺好，做起来不容易。英国广播公司（BBC）曾有一个纪录片专门介绍过 HIIT，有兴趣的可以到网上搜一下。他们的建议很简单，开合跳 1 分钟，深蹲 1 分钟，原地快跑 1 分钟，3 个 1 分钟为一组，做三组。其实每组都尽力做，三组下来也累死人。

我选择的运动是跳绳，随时随地都可以，消耗也很大，跳 10 分钟就是一身汗。杨金宇教授是旅日知名老年照护专家，很多知识我也是跟他学的，那天见到我说起跳绳，他说"小宁，你又走前卫了！"为什么？他说："老龄化过程就是个肌肉减少的过程。"这个我也知道，前面也给你们说了。我不知道的是，"臀部的肌肉流失不但最快，而且最难恢复。"不讲不觉得，一讲就明白，难怪老先生、老太太的一个特征就是屁股变得扁平，原来机制在这里。他接着说，"加拿大学者刚刚发布的数据显示，跳绳是预防臀部肌肉流失，并增强臀部肌肉最好的运动模式。"又选对了！我把这个道理给周边人一说，依从性好的人数超过我的预期，看来大家都把翘臀看得很重要。

运动过度——健康促进的另一个误区

运动不仅可以降低体重，增强肌肉，而且能使人愉悦（不是所有人，包括我自己），这是因为运动促进机体分泌多巴胺，作用于大脑产生愉悦感。也正是这一点，有些运动爱好者运动过了头，也可以称为运动成瘾。

我原单位的几个同事，把走路当作运动模式，非常好，结果大家的体重控制得都不错。但有一两个人每次要走几十公里，而且每周走的频数非常高，是真正的运动成瘾。我问他们，你们走的目的是什么，答案无非就是快乐。我估计全国这类人的数目也不会少，因为无论什么级别的马拉松比赛听说都有人报不上名。糟糕的是，这些人运动前后并没有做过精细的医学评估。与很多民众的想法一样，他们认为爱运动，经常运动的人身体都很好，也正是这种想法导致马拉松比赛过程出现猝死的事件时有发生。

其实，不管你做啥高强度、高持续性的运动，建议你一定要事前、事后做医学评估。事前就是体检，特别是血管状态（颈动脉 B 超）、心脏状态，事后建议尽快测个肌酸激酶，看看肌肉是否受到损伤。肌肉损伤的严重后果就是溶肌症。因为不当锻炼导致溶肌症的案例并不少。什么是溶肌症？曾经报道过吃小龙虾导致的溶肌症，大家可能会有印象。病因不同，但病理过程是一样的。肌肉突然大面积溶解会释放大容量的肌红蛋白到血液中，最后堵塞肾小管，导致急性肾衰，这是最极端和最不好的结果，所以一定要小心！什么事都得有节有度。

最近头条出了个新闻，有几个女性初学健身者去健身房健身，练了几天就感觉腿部肌肉疼痛，教练没阻止，让她们继续练，结果两个人出现溶肌症和肾衰，下了病危通知。

"有信心才能行"，自我健康管控的心理学问题

说到现在，我们围绕着"不许生病"这个主题介绍了"管住嘴，迈开腿"在健康促进中的作用和机制，也谈到了真正能做到"管住嘴，迈开腿"其实很不容易，过程要受到生物学、生理学、心理学和文化、信仰等错综复杂因素的限制，因此，要想不生病，要想健康生活，没有坚定的信念是实现不了的。此外，也许你自己在健康管理上已做得足够好，但你的家人，特别是你的父母或祖辈还是听不进去。也许你努力抓住不同场合的机会给你身边人宣传健康促进的理念和好处，介绍自己的经验，但往往受到受教者的抵制，甚至激怒对方，让你有强烈的挫败感。不要灰心，一方面，整个社会已逐步接受健康管理的理念，有很多的人已经走在"管住嘴，迈开腿"的轨道上，你的理论和经验会越来越受欢迎；另一方面，对于顽固不化的人最好还是直戳他的痛点，才能让他们幡然醒悟。

有一次，我参加一个评审会，中午就餐时，一桌人话题转到了老年保健品上。桌上的青年人立马同仇敌忾，数说保健品对父母的危害。但他们面临的共同困难就是，很难劝服自己父母避开这些保健品，更何况，保健品推销商把老人家的脑袋洗得很彻底，对于儿女和亲朋好友的劝说是刀枪不入，讲多了就翻脸。

我跟他们说，你们把我讲的故事回去给他们讲一遍，再看看什么效果。

毒雪菊的故事

这是个真实的故事：有个一流的三甲医院的医务部主任是我的好朋友，有一天跟我说，他前一段不知道什么原因突然感觉浑身发软，做了个检查发现是低血压，他感到奇怪，怎么无缘无故出来个低血压。回想一下，他拿出最近在喝的一盒雪菊琢磨了一下，是不是与这个有关。是的，很多雪菊产品的噱头就是降血压、降血脂。他想，也不能这么有效呀！因此，他留了个心眼，委托省质监局做了个分析。果然不假，他的这包雪菊中掺着大量强效持久的降压药——拉西地平。再一看，这是一包"高档"三无产品，也即包在牛皮纸袋里，代表着自家地里现采现摘的"绿色"产品。连这么有名的医院的医务部主任都防不住的"保健品"，民众更要留个心眼。

评论：凡是号称有立竿见影的降糖、降脂、降血压、降尿酸等效果的，或者说因为处方保密才打成粉的保健品或中药，百分之百是浸泡过或直接掺了西药。

这个故事当时就把桌上的几个小年轻听得眼睛都直了。我告诉他们，回去把这件事告诉你们父母，前面再渲染一下说是谁告诉你们的，以提高故事的权威性，而且一定要在饭桌上不经意地说起这件事，不能直接当作反面教材直白地说给他们听，结果第二天就有个女孩回来告诉我，她完全按着我的套路在饭桌上提起这件"奇闻怪事"，也没对老人说什么，晚上，她发现她母亲悄悄地把她的宝贝保健品都移走了！

所以，教育劝说要有套路，有时以退为进可能效果更好。再举一个例子，劝人戒烟。

中国烟民数量世界第一，也是戒烟行动效果最差的，每年因为吸烟导致的疾病负担已达 2000 亿元。戒烟难，劝说别人戒烟就更难。见到吸烟的，你说吸烟有害健康，戒了吧！对方会很反感，因为香烟的危害他也知道，但不是他想戒就能戒掉的，你给他说让他戒烟等于是废话，他们听得多了，一听就很烦。我有个朋友也是老烟民，有一次我俩在会议间隙一起到户外休息，他拿出了烟，看了我一眼，我的眼神告诉他，我不抽，但也不反对他抽。所以，他就愉快地点上了烟。我接着就说，"我不主张你戒烟，因为戒烟的戒断反应也有害身体。"这句话他爱听！我又接着说，"我主张你少抽烟，逐步减少每天的吸烟量。"这句话，他也听得进。我接着说，"我很早就吸烟，但是没成瘾，原因是我很早就意识到犯烟瘾的一个行为依赖就是摸一下，摸摸口袋里的烟，所以要想不成瘾，身上绝对不能带烟，所以我抽了很多年免费烟，即别人给我烟我抽，自己不带烟，所以没有成瘾。"哎，他感觉有道理，就等着我继续往下说，我继续说，"你现在最好的办法是把自己口袋摸烟的习惯改为要烟，也即把烟交给其他人，需要抽的时候管他们去要，提高吸烟的成本，这样一天下来，你吸烟的总量就会下来，逐步减少，也许有一天像我一样就不抽了。"我没想到的是，这个朋友几乎是热泪盈眶地拉着我的手说，"小宁，这是我听到的最让我接受的劝人戒烟的说法，我能接受！"因此，针对不同人，要采取不同的宣教策略，不仅会有好的结果，也会增加自身的成就感，继续将戒烟劝说思路传递给其他人。

直击痛点——劝说减肥最有效

超重与肥胖已成为全球一大公共卫生问题，在我国，形势更不乐观。因为中国人的肥胖都体现在肚子上，属于向心性肥胖，过去被视为发福的表现，现在也没完全被民众视为不良体态。由于慢性病的发生非常潜行，其危害也不是一下就能表现出来的，这是民众依从性差的一个主要原因。因此，要想让宣教对象立马警觉，并主动遵循健康管理的套路有时的确需要吓唬，直接把肥胖折寿的数据告诉他们，容易引起他们的警觉。

我有个朋友，儿子 20 多岁，特别胖，200 多斤，父母感觉也是个问题，正琢磨让他去做胃肠改道术。我听了说不行，孩子还年轻。我见到孩子就直接对他说，"你要知道你现在是个病人，如果不干预，不治疗很快更加糟糕！"简短直接的话一下把孩子给镇住了。不久我再见到他时，他竟然减了 30 多斤！正如我之前提到过，减掉 30 多斤，他一定会得到周围人的高度肯定，变帅啦！精神啦！所以他就更有减肥的意愿。当然最后还得靠科学合理减肥方案的指导，不成为溜溜球减肥者，他才能算成功。

"羞辱"对方是更直接的健康促进方式

一桌坐的都是肚子扁平、身材紧致的人，大家不会转到健康管理的话题上，因为谁也不会因为话题获得成就感。如果一桌子就你一个身材紧致，其他人都大腹便便的（大部分情况是这样），你就很容易把话题引到健康管理、引到控制体重上。其间也不乏很多争执，不同的人对于胖瘦的理解和好坏也褒贬不一。有一次，我在饭桌上讲了一大堆节食控制体重的知识，没有一个人当回事。结束时，我说"不管你的生活方式如何，也不管你遵循了什么健身、养生方法，回去自己洗澡时站直了，眼自然向下看，能看到自己脚趾头的就算体态正常。我测算过，如果腰围超过 80 厘米，看见就比较难了。"离开后，桌上新认识的朋友都用微信来询问我饭桌上说的减肥的事，肯定是这些人里没有几个可以看到自己的脚趾头，着急了。

所以能想出个不太冒犯别人但的确带羞辱意味的办法，激励周边人进入主动健康管理，也不乏是个好主意。

"尊严和货币"，直接、有效

减肥，不减肥，查体，不查体，最终还是一个自尊与经济学的问题。如果个体感觉这件事很合算，与尊严和经济息息相关，他付诸行动的机会就很大。

我身边有个故事很能说明这一点。几年前，帮我做全民健康与医药卫生事业发展战略研究的团队里有个博士女孩，雅号叫支支。那一段时间总是愁眉苦脸。一问，原来她最近要参加单位组织的体能测试。体能测试不达标，要受到批评，作为医药卫生工作人员的尊严受损，更不用说向民众推广工作的自身示范作用了。所以怪不得她为了跑 3000 米测试而苦恼。团队里的人你一言我一语给她支招。后来有一段时间没她的声音了，突然有一天她在微信群里冒了出来，"嘻嘻嘻～跑过关啦！"17 分钟的合格线她跑了 16 分 45 秒！15 秒赢得了尊严。

军队目前要求军人体能不达标，不得晋升。现在这个规定的细则已经编制进了军队《中华人民共和国解放军内务条例》，短短几年就消灭了大部分军人的将军肚，将士的士气和体能大幅提高。

对民众的教育，货币化的形象解读不失为一种好方法。既然讲到货币化概念在健康促进中的作用，我就拐个弯讲讲它的另一个作用。还是举身边人的例子，我的连襟和我一样，兄弟四个，那年他老母亲九十多岁，老母亲在长期糖尿病后出现了很多并发症，照护难度比较大。那一段时间我听到最多的就是他们兄弟媳妇在老母亲照护义务上纠缠不清的抱怨，这个出钱多了，那个看护多了。我连襟排行老大，经济状况比较一般，其他三兄弟经济状况有好有坏。我给连襟出了一个主意，把他母亲后续的照护需求全部按照市场平均价格货币化，加上需要的现金，总数均分。例如总共 40 万，每个兄弟 10 万，一半是现金，一半是照护，有经济能力的可以买服务。连襟出不了那么多现金，就把另一个兄弟的照护责任担当起来。这样四个兄弟的责任义务，清清楚楚，直到他老母亲临终，就再没听见四兄弟及妯娌之间的抱怨和纠纷。家家有本难念的经，每次我说完这个例子，就会有人立马响应。

第七章 如何了解自己的身体？

卫生经济学的核心——不确定性

目前导致医患关系紧张的一个重要原因，就是在政策上和宣传上没有对民众充分说明和体现卫生经济学的核心——不确定性。这是卫生经济学之父，1972 年度诺贝尔经济学奖获得者——美国学者肯尼斯·阿罗在 1963 年所著《不确定性和医疗保健的福利经济学》论文中首次提出的。他指出，医疗服务的特殊性源于其普遍存在的不确定性：一方面，疾病的发生具有不确定性；另一方面，一旦生病并采取治疗，治疗效果也存在不确定性，即医生和患者都无法确定患者病程的转归和最终结果，因此医生和患者之间的纽带是信任。

去年暴发的新型冠状病毒肺炎临床转归就有相当大的不确定性，早期几例死亡病患大多具有基础性疾病，而且年龄偏大，但很快临床上就出现了 30 多岁的死亡病例，这些患者的临床转归表现得非常隐匿，即开始疾病不重，甚至有好转的迹象，然后突然就转变为重症，死亡来得非常突然，更不用说那些无症状者，使得防控面临更为严峻的挑战。相反，有很多民众认为的不治之症，例如肿瘤，有一部分患者知道自己的病情后，放弃放、化疗，怀着感恩一生的心态，环游世界各地，回来后肿瘤病灶竟然缩小 / 消失了。突然死亡也好，病情一下变好也好，多与机体免疫反应有关。前者经过与病毒的对峙免疫力突然暴发，产生了炎症风暴，如果临床大夫把握不好，就会导致致命的多器官衰竭，最后死亡；而后者情绪带动了免疫反应，自身的免疫细胞清除了存在的癌细胞病灶，让患者进入一个无瘤生存状态，患者的心态在基本的转归中发挥非常重要的作用。

所以，民众一定要意识到这一点，不要把希望完全寄托在医院和医生身上。长眠在纽约东北部撒拉纳克湖畔的特鲁多医生的墓志铭——有时去治愈，常常去帮助，总是去安慰（to Cure Sometimes，to Relieve Often，to Comfort Always），经常被人拿来形容医疗的局限性。

最近我读了一本书《生死之间》，主创用了"偶尔治愈"这四个字作为作者的名字，由此就可以猜到书中的内容。书中用了大量的患者或患者家庭的经历很好地阐述了这一理念，大部分的疾病是难以治愈的，但也有远远超出中位数之外的"痊愈"患者。其中，这本书侧重描述了"灾难性支出"。这指的是家庭医疗支出大于等于家庭可支付能力的 40%（这是一种国际上的衡量标准），这个比例意味着一个有着较稳定的收入和一定积蓄的家庭，也将因大病而陷入困境。《柳叶刀》新近一项调查显示：2011 年度中国 1.73 亿人因大病陷入困境，也就是说灾难性医疗支出的发生比例为 12.9%。所以我们在不能很快改变家庭经济结构的情况下，保持良好的心态，遵循良好的生活习惯，尽量保持健康不生病，病情不进展，是保障家庭不掉进灾难性支出陷阱最简单有效的办法。

精准了解自己的身体，才能阻挡疾病灾难的发生

我这几年遇到很多企业精英，他们打高尔夫球，吃优质食品，身材保持得很好，见到我就问，"你看我怎么样？"听着是在问我，其实口气里表露的是"看看，我怎么样，很不错吧！"如果出租车司机听说你是医院的工作人员，会马上小心翼翼地说，"我能请教您一个问题吗？"完全是另外一种谦卑请教的口气。对这些企业家，我的回

答也很简单："很好！"但又会接着问，"你知道自己动脉的状况吗？你知道自己生化指标的状态吗？你每年脏器体检的情况如何？特别是最后一次胃肠镜检查的时间和结果如何？"全部都能回答上的，是已经达到做健康促进专员水平的人，但真可惜，这样的人太少！

以为自己遵循了健康生活方式，非常注意保养的人，却突然因为心脑血管疾病意外离世，或突然得了肿瘤，这种例子繁不胜举！为什么？还是对自己的身体不了解。怎么才能了解，靠的还就是按期、科学、合理的体检。

全面体检与精准体检

按期查体非常重要，但要实现就会涉及费用和精力。有一次我和几个朋友在一起，其中有个新认识的朋友，听完我的健康管理论调后很灰心地说，"王院长，你说的这些都很好，可我不太相信！"为什么呢？他接着说，"我们单位的一个同事，年初查体时没发现问题，十月份就因为肺癌走了，所以你说查体有啥用，说不定不查还没事。"又回到我们前面说过的查体怀疑症。我问他，"你单位安排的查体是照胸片吧？"他愣了一下说，"是呀！"我告诉他，"胸片在肺癌筛查中早已被淘汰了！因为胸片能看到肺癌影子时已经到了晚期了，所以，你那个同事很可能年初时胸片显示不明显，并不一定是误诊或漏诊。"这下他急了，那该怎么办？他说，"我能给工会说让他们改成 CT 吗？"我说完全可以，但目前查体费用都是单位统筹作为福利安排给员工的，差别比较大。所以，如果涉及费用的问题，建议找个体检中心的专家帮着梳理一下查体项目，因为很多检查项目不需要每年重复。例如，在美国就不主张每年做一次胸部 CT，一是浪费资源，二是如前所述，癌症的早期进展没那么快，今年没事，可以后年，甚至时间再长点再做，应根据每个人的年龄、家族史、是否吸烟或经常暴露在烟民环境中来确定。每年要针对自身的实际情况，有目标地进行体检，既不遗漏，也不过度。如果大家能达成共识，就应该与单位的工会商量一下，看如何合理地统筹查体的费用，把钱用到刀刃上。

哪些可以作为每个人的精准查体的指引？一是家族史，二是高危治病危险因素的暴露程度（吸烟、酗酒、压力等）。如果祖辈多人发生过肠癌，那子女患肠癌的概率很大。高血压、糖尿病也都有家族遗传倾向，子女要注意。但有一些慢性病的家族倾向其实是家庭生活习惯造成的，例如，早年发现江苏启东的肝癌与当地人吃霉变花生有关。河南林县的食管癌也与当地民众习惯把烫的玉米糊糊哧溜一下就吞进去的习惯有关，这就是环境暴露的高危因素。

讲到家族史，很多疾病可以在基因组上找到易感的标志，叫作疾病易感基因。带了这些易感基因，有时差不多百分之百会导致疾病。最有名的是美国明星安吉拉·朱莉的案例，她的母亲曾与癌症斗争了近 10 年，于 2007 年死于卵巢癌，享年才 56 岁。医生测试出朱莉带有一个"缺陷"基因 BRCA1，这会大大增加她患乳腺癌和卵巢癌的风险。为了把风险控制到最低，2013 年，37 岁的她做了乳腺切除手术，使她患乳腺癌的概率从 87% 降到了 5%。受她的影响，全球基因预测随之风起云涌。

程京院士领导的博奥生物芯片公司最早推出了耳聋筛查基因芯片，这个芯片可以检测到全部 9 个耳聋关键相关易感基因。带有这些基因，并不影响人的正常生活，但是不管在什么年龄，这些携带者只要使用氨基糖苷类抗生素，那可就是一针致聋。据说当年参与千手观音表演的女孩中，90% 都是因为这个原因致聋的，非常令人惋惜。现在有技术，可为耳聋基因携带者家庭进行筛查，包括初生儿。如果发现带有这个基因，就会发给他们一张指引卡，当他们就诊时拿给医生看，避免使用上述药物，就能终生保平安。所以说精准的检测，不管在什么层面上都是非常必要的。

　　之后，他们又出了一套健康查体芯片，可以预测9类150种疾病易感性，与上面那个芯片相比有些争议，有很多人不明白这个芯片检测的价值，感觉有点像科学算命，有人还认为这类检测增加受试者的心理负担，效果适得其反。其实，测到有易感基因并不代表你就会得那种病，基因必须与环境相互作用才会发挥效应，重要的是，这类基因芯片的作用在于精准查体和健康生活方式的指引，即，可以通过测试结果提示的高风险内容精准设计你的查体计划，或规避有害因素，如属肺癌易感人群，就要不抽烟，改变做菜模式，避免油烟等。他们有个例子挺好，有位要客在参观他们的公司后留下1管血，若干天后，公司健康管理师给他电话，问他是否做过胃肠镜，他说从来没有，这边接着说，"建议您尽快去做一个吧，因为芯片结果强烈提示你有肠癌风险。"所以他去做了，确实有个病变，镜下就切了，结果，病检显示是癌前病变，真运气！也许他再拖几年，命运就与我的大姨子一样，发现就是癌症晚期。因为大部分癌症早期，甚至中期，没有压迫或阻挡器官、神经、肠道，身体是不会有感觉的。因此，基因检测一定要有目的和目标，而不是遇到什么检什么，更不能把它当作科学算命先生给自己算八卦。

病耻与恐病感是阻碍体检的最大绊脚石

　　因为我有医学背景，又相对早地关注健康管理，所以无论在什么岗位，我都会关注一下周围人的健康，嘱咐他们去做个查体，但是很多情况下，我的建议会受到强烈抵制。相反，同样的对象，如果让没有医学背景的人去提这样的建议，对方的抵触反而会小些，这个现象很有意思，所以我就特别注意观察并了解了一下这方面的信息。出现这一现象背后的机制很复杂，其中一个原因，是病耻和恐病心理在作怪。

1963，心理学家 Goffman 首先提出了羞耻感的概念，用 "stigma" 一词表示。stigma 源于希腊语，意为烙印，表示烙刻在人身体上的某一个特征，而身体上的这个特征代表了这个人道德上某些不良特点，即 "极大的玷污某人名誉的特征"。Goffman 形容病耻感是一种耻辱的特征，这种特征将一个完整而又正常的人变为了一个被玷污的、比别人差的人。此后，病耻感的概念被广泛应用于各个医学领域。

简单地说，病耻感是他或她不认为自己会得这种病，如果得了这种病会让别人笑话，所以有能避开导致这一结论的机会，就尽量避开，具体的表现，就是抗拒体检。如果是像我这样有医学背景的人提出的体检建议，在他们看来，你可能是有线索指引的，让他们可能有得病被揭露出来的概率更大，所以抵触的就更厉害。其实，我们也可以把病耻感看作为另一类恐病症，"不检查还好，一检查就是这个病、那个病"，这是抵触体检的人最常挂在嘴上的口号。其实查体只能揭露已有的疾病或疾病倾向，不可能因为查体造成疾病（漏诊倒有可能）。这样的例子很多，最终结果就是贻误时机。

二老范的故事

我大姨子在家排名第二，称为二老范，是个心思很重的人，还被我称为 "垃圾桶"，每次做饭做得多，又舍不得倒，剩菜剩饭都由她包干，特别是带外孙女那段时间，体重更是急剧上升。我跟她说，"超重对你除了立竿见影的膝盖问题外，还可能会有癌症问题。因为腰围长 1 英寸，结肠癌的概率就提高 8 倍。你要是不控制体重，将来早晚坐轮椅，进医院！"不幸，全让我说中了。

这些都还不是我要说的要点，要点是在我们的强烈要求下她终于做了一个全身体检，其中包括胃肠镜检查。后来回溯才知道，当时已经发现有问题。因为检查完后，大夫第一句话就是问她，"你家属来了吗？"但是她回来给我们讲得比较轻，"听说结肠上好像有个溃疡"，所以大家没太在意，就让消化科医生开了点药。三年后，她出现便血，当时是在社区医院看的，我建议让她去做个肠镜，她犹犹豫豫不肯做，几天后潜血试验阴性了，就高兴地说，"没事啦。"再过了三个月，出现排便困难，形状改变。这时，我坚决地让连襟带着去做肠镜，结果出来了，提示结肠癌伴近端淋巴结转移！还算运气，手术做得很成功，以后反反复复不断治疗，至今已经四年了。回想起来，如果她第一次做完肠镜，回来仔细把检查结果告诉我们，我们再做个肠镜复检，发现病变，镜下切除也就基本没问题了。

后来连襟偷偷告诉我，她当时的想法就是，她这种对主（基督教）那么虔诚的人，怎么会得病。所以呀，是典型的病耻感！如果得的是癌症，她感觉是羞耻，但又害怕真的得了肠癌，所以给我们披露了一些含含糊糊的信息，希望通过我们的判断说出她不好意思说出的答案，最终还是贻误时机。

评论： "不能查体，不查还好，一查就有病"，说这种话的人是因为恐病和病耻。查体不会得病，只会发现已经得的病。

与病耻感相对应，还有一个恐病症或疑病症（hypochondriasis），即不停地怀疑和担心自己身体哪里出了问题。这常发生在医学生中间。

我上大学的时候，学校地处豫北，是食管癌高发区。同学们听完食管癌的临床表现和诊断课后，一吃饭就感觉食道粗啦啦的（那时主食就是玉米糊，哪有吃了喉咙不痒痒的），再联想他们当年在村里吃饭的习惯都符合老师说的粗、烫、快，因此，立马就怀疑自己是否得了食管癌，有相当一部分同学去做了食管拉网检查（一个球囊外面裹着一层网，吞下去到了贲门或胃体，一充气，气囊扩张，向外一拉，食管黏膜细胞就给刮出来了，然后做细胞学检查，在当时是一个简易有效的食管癌筛查技术。简单、粗暴、很有效），受的那个罪就别说了。

但疑病症最不好的后果就是过度医疗。为了证明自己患了实际并不存在的疾病，这些疑虑者会不断穿梭在不同医院中，不停地上网查询对照，导致精神状态进入恶性循环，最终引发其他疾病。

有个电视剧叫《心术》。剧里有个疑病症患者，医生确诊他没病，他却气得蹦蹦跳，说"你是什么医生！"这样的人不少见，最后很容易会真得病，因为长期焦虑会导致心脑血管疾病，更容易诱发癌症。

体检是降低癌症医疗负担的最佳途径

现代医学昌盛，很多复杂性疾病也有很好的临床路径去解决。我常说，即便心脏全坏了，有条件移植个心脏也能撑个几年、十几年或更长。但目前最难对付的还是癌症，癌症导致的家庭灾难性支出，因病返贫，在所有疾病里占第一位。其实，现在相当一部分癌症可以被"治愈"。有些病理指标过去被视为癌前病变，如胃肠镜标本里展示出的肠化生表现，现在也取消了，只要稍稍注意，做个复查就可以了。年龄比较大的患者，发生了前列腺癌或甲状腺癌，又比较局限，做观察就行了，不需要治疗。这些癌症被程书钧院士称为"好癌"，可能会越治死得越快。

我们很多癌症的发病率与欧美国家或者日本、韩国相比不分伯仲，甚至还要低，例如胃癌在中、日、韩三个国家中，中国发生率最低，但相比之下，我国的病死率很高，5 年、10 年生存期的比例与它们有相当差距。为什么？除了治疗的规范性外，主要是它们癌症的早诊率高，早发现、早处理，很多癌症甚至不需要后续痛苦万分的放、化疗。

以美国为例。美国是肠癌高发国家，所以里根总统带头推行吃麦片，增加食物的纤维素（后来证明作用含糊，有点白吃了的感觉）。从 2000 年开始，美国开始实施 50 岁以上的人群每年必须开展肠镜检查的计划。受这一措施的影响，从 2003 年开始，美国肠癌的整体发病率平均每年降低 3%，到 2018 年已降了 46%。相反，美国 50 岁以下，未强制肠镜检查的人群，肠癌的发病率却提高了 13%，可以看出检查与不检查造成的差异有多大。

为什么肠镜检查会导致肠癌发病率降低？其机制是，胃肠道癌（其实包括各类癌症）都要经历炎症、增生（息肉）、癌前病变和癌变，癌细胞最终浸润扩散。而从一个息肉衍化成为癌症，需要 7～10 年的过程。这么长的时间内，如果恰巧做了一次胃肠镜，在腔镜下直接处理就行了，如果病理没问题，这件事就完了，最多也就是来年再看看处理的地方是否还有异常。如果这样，我的大姨子就不会花这么多的钱，受这么大的罪了。

我是 55 岁才第一次做胃肠镜，什么异物也没有，5 年后又做了一次，胃里和结肠各切除 2 个息肉，第二年复查，又是什么都没有。医生说，"你 3 年以内不用再做肠镜了，如果胃不舒服，可以考虑近期再做一次胃镜。"前面说了，医疗的特点就是不确定性，所以我不敢说，今年不做就不会有问题，但按照大的统计概率来说，我基本上不用太操心胃肠道肿瘤的问题。

所以，只有当你依靠科学稳定的检查方法和所获得的指标来评判你身体的状态和趋势，你才能理直气壮地说你自己没问题。

第八章　理解老龄化与长寿化才能幸福

长寿化是趋势，既带来幸福，也带来痛苦

　　我国已到了实现全面建成小康社会的决胜期，但在解决全民健康和人口结构问题中短板依旧明显，除了慢性病发病率持续攀升，国民整体健康素质令人担忧外，我国又面临着人口结构恶化的新困境，特别是迎面而来的老龄化社会已经成为我国经济社会发展中现在和未来一个时期相当大的挑战。与其他发达国家相比较，我国老龄化的特点是来得快、人数多、疾病老人占比大、经济支撑基础差。尤其是经济支撑方面，已成为政府、社会和家庭高度担忧的焦点。

　　我国快速进入老龄化社会是基于社会经济发展，文明进步和社会经济，导致人类的预期寿命不断延长。有数据显示，1880 年以来，全球人均期望寿命平均每十年增长 2 岁，我国人均预期寿命增长更快，从新中国成立前的 35 岁增长到 2018 年的 77 岁，改革开放 30 年后就增长了近 10 岁。上海、香港等地区的人均预期寿命已位居世界榜首。干细胞、免疫治疗、人工器官、外骨骼系统等新型诊疗技术将进一步提高人类的生存质量，延长寿命。其实，人类寿命延长的同时也带来人群的"年轻化"。与其他发达国家情形相类似，与父母比，我们这代及下一代的生物年龄明显要低 5 ～ 10 年。在我们周围已近高龄的，还活跃在健身、模特行业的老年人也比比皆是。

　　2016 年，伦敦学院 Gratton 和 Scott 两位学者出了一本书《百岁人生——长寿时代的生活和工作》，书中号称 2007 年出生的孩子活过 100 岁的概率是 50%，显示人类将快速进入百岁年代，也由此引发了养老负担问题。老龄化引发的社会负担等一系列问题已成为全

球性问题。

过快、过早的老龄化，影响我们人口整体素质，如同开篇窝心的健康数据里所提到的，中国人一方面遵循全球发展趋势，人均预期寿命每十年增长 2 岁，但健康寿命增长速度与其并不完全匹配，带病老年人群体越来越大。

这两年在万众瞩目的春节晚会中，反映老年认知障碍带来的社会问题的情节剧越来越多，老年认知障碍症已深入到每个家庭或左邻右舍中。据统计，现时我国已有失能失智的老年患者 4000 多万！造成严重的家庭和社会负担，也为子女、老伴带来巨大的痛苦，引发一系列新的社会问题。

积极老龄化是老龄化应对的必由之路

2002 年，世界卫生组织发布"积极老龄化政策框架"，明确人口老龄化**既是人类文明的成果，也带来挑战**，强调"为了提高老年人生活质量而优化其健康、参与及保障机会的过程"；强调"积极"不仅仅指体力活动和劳动，还包括对社会、经济、文化等的持续参与，并发挥作用；特别强调健康老年人仍然是家庭、社区及经济发展的宝贵资源。这些理论和概念恰是我国应对老龄化策略中没有被足够重视或制度化的部分，要有效应对老龄化，积极老龄化是必由之路。

因此，应对老龄化，必须要有变革的思维，要将老龄化的资源优势置于其劣势之上，通过文化创新、制度创新，指导我国应对老龄化战略发展，变劣势为优势，构建活力中国。

虽然衰老（aging）是一个人体机能逐步退化衰弱的自然过程，也是各类慢性病的激发点，但衰老不等同于疾病，也不等同于失能。进入老年阶段的人群在活力和生活自理的能力上具有很大的个体化差异。总体来说，只要保持良好的个人生活习惯和心态，相当一部分老人，包括高龄老人依旧有劳作的能力。对于知识型老人，创造财富的能力更是可以延续到其临终前。只要改善社会氛围和环境，老年人的能力再现和创造力是惊人的。

1959 年小镇与影子效应

哈佛大学的埃伦·兰格（Ellen J. Langer）教授号称是积极心理学的开创人，曾出过一本书叫作《生命的另一种可能：关于健康，疾病和衰老，你必须知道的真相》。书中介绍的了她设计主导的一个非常经典的 1959 年小镇实验。1979 年她还原了一个 1959 年的小镇，除了街道、商店如同 1959 年一样，报纸杂志和电视节目都是按照 1959 年的日期发放和转播的，住在这个小镇，仿佛就能回到 1959 年。然后让两组老人入住，一组活在当时，即让他们按照 1959 年的年龄行事，如果是个店员，你就找到 1959 年的位置去"上班"；另一组活在当下，即不时怀念、回顾当时的生活。结果，两组老人的体能、心智都得到大幅度提高，特别是"当时组"，一些"抬着、推着"进来的老人竟然可以玩橄榄球！

随后埃伦·兰格教授还开展过一个探讨心理因素对老龄化影响的试验。在这个试验中，她组织了一批老年人，同样年龄，但老态各异，然后让他们提供儿时他们祖辈（姥姥、姥爷，爷爷、奶奶）的照片。最后对比发现，如果他们儿童时与他们在一起生活的祖辈长得年轻，现在这个老人也显得很年轻，反之亦然。一个影子效应可以影响一个人一辈子的身心状态和老龄化进程，简直令人叹为观止，极为神奇！

评论：如同埃伦·兰格教授所述，"衰老是一个被灌输的概念"，年轻化的心态可以使人年轻化。通俗地说，就是你想不老，就可以不老！

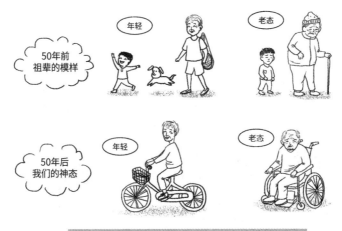

影子效应，影响人的一生

　　纵观我国目前应对老龄化的观点和措施，无不充满悲观和焦虑，这在很大程度上影响了我们在老龄化的政策制定、产业推进和宣传中过度渲染失能失智的老年群体，忽略健康活力老人，特别是活力老人的财富创造价值，过早地将很大一部分具有财富创造能力的人群推进退休大队中，又缺乏一系列有利于这一人群继续发挥智能、二次创业的社会环境和政策，并且由于难以解决养老支付的财政困难，而陷入制度设计的困境。良好的制度设计以及全社会的支持，让老年群体继续发挥财富创造能力，不但可以减轻财政负担，更重要的是能够让老年人处于健康积极的状态。

捡树叶的故事

　　早在 20 世纪 80 年代，日本上胜町县的老龄化已高达 70%，65 岁以上老人占一半，80 岁以上的高龄老人占比 20% 以上，养老负担极其沉重，时任县长横石知二对此忧心忡忡。有一次吃饭间，一个邻桌小女孩的一句话提醒了他。当时女孩在母亲结账时，问服务员："阿姨，我能否把这些树叶带走，它们太美丽了！"原来，日式料理的一种文化就是用很多树叶、花草作为餐食的装饰品，营造一种温馨的氛围。横石知二当时就灵光一现，想到他所在的上胜町县不缺的就是这些五彩缤纷的树叶，能否组织县里的老人把它们开发成日料饰品？在反复调研的基础上，他组织当地老人，成立了一个日本料理树叶饰品生产作坊，制定标准，设计产品，推销给高档餐厅，结果大获成功，合作社不但迅速成为日本第一大料理树叶饰品的生产企业，每年可创收 2.6 亿日元，彻底解决了养老财政问题，而且当地唯一一家养老院后来关门大吉，因为"全县的老人都忙于捡树叶，顾不上生病了"。

评论：老年人恰当的行为组织不但可以激发他们的劳动热情、创造足以养护自我的财富，而且还大幅提高他们的健康素质，进一步减少医疗负担。

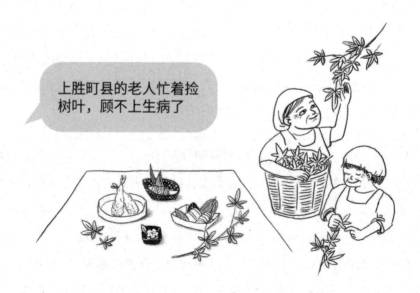

上胜町县的老人忙着捡树叶，顾不上生病了

因此，面对老龄化社会问题，就必须顺应时代变化的需求，不断变革思维，提出创新的理念和制度。Gratton 和 Scott 两位学者在其《百岁人生——长寿时代的生活和工作》这本书中提出了"要变目前学习、生活、退休的三段式人生模式为多段式模式"，即鼓励和开创"退休年龄"的后续创业、工作的环境和制度，激发老人的工作热情，通过不断地创造财富解决养老负担问题，改变社会形态，增加正能量。此书的观点在全球产生了重大反响，很值得我们借鉴。基于这些观念和数据，我在几年前与徐建国院士共同提出了一个积极老龄化的观念：变"老龄化社会"为"长寿化社会"，变养老负担为养老增值。

变"老龄化社会"为"长寿化社会"，变养老负担为养老增值

我认为应将"老龄化社会"（aging society）变为"长寿化社会"（longevity society）。理由是，老龄化是一种对人体老化的生理表述，具有不可逆转的自然衰退的含义，消极悲观特征突出，而长寿化（longevity）更是一个社会形态的名词，充满乐观向上的特征，也符合人类发展的大趋势，更利于制度的安排。中文长寿还寓意着"福"的正向含义。一个村被称为"长寿村"，马上就会变为旅游热点，村中的泉涌都需要保护，才能免遭过度汲取。但如果把它称为"老龄村"，结局绝对是相反的。

贯穿"长寿化社会"理念，会给全社会注入正能量，增强民众改革开放成果的获得感，也有助于他们自觉投入到健康促进运动中。如果大家都奔百岁，自然要在三四十岁，甚至更大年龄时保持健康状态；贯穿"长寿化社会"，充分激发老年人社会财富的创造力，成为"银发产业"的真正活力泉源，目前试图通过延长退休年龄解决养老筹资困难的措施是非常被动的，而且也是不可持续

发展，同时还降低所在单位的活力。

　　贯穿"长寿化社会"，最重要的就是要改变目前的退休制度和退休后工作和生活的模式，通过制度安排进一步发挥"退休人群"的财富创造能力，通过设计"特别养老税"模式，开创"活力老人创收养活失能老人"的积极老龄化局面，突破养老财政困境。

衰弱与肌少症，影响老年生活质量的关键因素

　　影响老年生活的因素很多，有些是自然规律所致，难以改变，而有些只要提前干预就会得到截然不同的效果。我这几年跻身老年医学研究的队伍，让我有更多的机会与养老照护的机构和专家，以及老年医学的临床专家交流，学到了很多新知识。又加上自己正好也处在老龄化的拐角上，为自己后几十年做好准备，所以学习的效率还是比较高的，有些理念甚至跑到临床大夫前面了。其中，最实用的、学的最及时的就是老年衰弱，包括肌少症，这两个内容目前也已成为科技部重大研发专项支持的重点。

　　年纪大了，人就会变得老态龙钟，就会有气无力，这是我们传统的观念。而现在的观点则认为，随着增龄，人体机能会成比例的退化，最终导致衰弱，其中最典型的就是肌肉流失，导致肌少症（sarcopenia），这也是人老态龙钟的主要原因，是可以干预的。

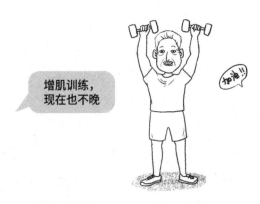

增肌训练，
现在也不晚

之前人们已经观察到，人体在 30 岁时，肌肉和骨骼就开始成比例（6%）地流失，年龄越大流失得越快，这是一个老化的自然特征，但直到 1989 年，肌少症才被正式认定为一种疾病，2010 年欧洲才组成了专门的协作组，制定肌少症诊断干预和治疗的策略。

骨骼肌的持续流失使得老人逐步变得有气无力，步态不稳，特别容易摔倒。而摔倒，在老年医学中被称为"万恶之首"，因为 70% 以上住院卧床不起，最终走向死亡的老年患者是由摔倒引起的。另外，肌肉还是个激素储蓄库，肌肉减少人自然就不会有那么多活力，所以维持和增强老年人的肌肉非常重要，而这几年的研究进展恰好又说明，任何年龄开始的肌肉锻炼都会有巨大的收益。当然从年轻时就注重肌肉锻炼、增强肌肉储备最好，有人称其为另类投资。

50 岁开始，就要特别关注肌少症，并开始有目的、有计划地进行增肌训练。往往到了这个年龄，很多人基本不再做任何负重的训练。我认为要做！而且这种训练很有效。

我这几年也每天强迫自己或多或少要举举哑铃，锻炼肌肉的力量，使体脂的比例低于 20%，但与目标还是有些差距。我现在能跪着滚二三十个腹轮机，我以为不错了，直到有一天，我看到知乎网站有个标题，叫作"老年锻炼增肌有用吗？"我打开进去一看，下面的留言吓我一跳，这些人都号称自己从 60 岁退休开始健身，有的已 75 岁了，他们引体向上能做 20 个，腹轮机能滚 100 个！与他们相比，我还差得太远！不过这些人的经历倒是说明了一个道理，任何年龄找到适合自己的锻炼方式都为时不晚，所以，别惦记着每天走多少步，添加一些对抗性的运动，开始减脂增肌吧。

老年用药的多重效应

大家都怕吃药，都说是药三分毒嘛！但老年人真的可以不吃药的少之又少，除非你故意不吃，放任自己的疾病发展。目前中老年人很多都处于"四高"状态，高血压、高血脂、高血糖及高尿酸血症。改变生活习惯，对预防抑制"四高"是非常有效的。但是，一旦指标达到和超过一定高度时，单靠改变生活方式常常无能为力，还必须依靠药物。最典型的例子就是高血压。过去把舒张压（低压）持续高于90mmHg，收缩压（高压）持续高于140mmHg，就诊断为高血压。按照这个标准，我国就有1亿多患者。高血压加上高血脂，更容易加速动脉粥样硬化。动脉一旦硬化，离脑梗死、心肌梗死就不远了。所以，当我发现得了高血压后，还抵抗了一段时间，坚持不吃药。后来又发现，我不但血脂和胆固醇高，而且颈动脉已经有了斑块痕迹，所以我只好去吃药。吃了药，血压、血脂就全部被控制住，慢慢地药物就成了我的同盟军，不再惧怕！中国人民解放军总医院（301医院）内分泌专家母义明教授有次说，据他多年经验，大多数情况下，药物干预还是最简单有效的路径。对此，我非常赞同。

换句话说，如果高血压已经形成，单靠改变生活方式去逆转，很难！由此，美国心脏学会把高血压标准下调了10个mmHg，即130/80mmHg就是1级高血压。这一改变反而在国内学术界掀起波澜，"要坚持中国人的标准"（其实也是国外的）、"警惕是药厂的阴谋"等。其实美国人在修订的指南中说得很清楚，高血压是心脑血管疾病的万恶之首，按原有标准诊断高血压，后期单靠改变生活方式逆转很难，而且高血压患者在哪个国家都一样，对药物干预的依从性都不高。在中国，按照原标准，100个吃药的人中，只有不到15个人血压控制达标，按照美国新版标准，不到3个人！所以降低标准，就是要让疾病易感人群早早戴上高血压的帽子，有利于他关注和改变生活方式。因为在这个阶段，需要药物干预的，100个人中也不到 3 个人。我真不知道说前面那些话的专家是否认真读过指南全文。

"是药三分毒"说的也没错。是药，有药效，也有毒副作用，两者一个都不能忽略。因此，如何选择恰当的药物就非常重要。我开始吃降压药后才体会到要做到这一点非常困难，选对药才是吃药的重中之重。

我说我血压高，即使是最优秀的心血管科保健医生给我看病，结论也是吃药吧。他给我就开了一种降压药，商品名叫康欣。那时我刚到 301 医院，还要北京、广州来回跑，做点交接的工作，回到广州我就测血压。唉？服了药，血压一下就下来了。观察了几天发现有点不对，因为心率变得平均在 50 次 / 分以下。好在我有医学背景，引起我的警觉，这么低的心率睡觉有点吓人，不但会引起血栓，还可能引发其他意外。我不好意思问这个刚认识的医生，就给南方医科大学心血管内科主任许顶力教授打电话，告诉他我目前的处境和担忧。结果他说了一句挺吓人的话，他说，"老王啊，我们临床针对心率过速的药物和方法很多，但心动过缓基本没药，只能装心脏起搏器！"我一下就有那种别人常比喻的感觉"骑着自行车来检查，架上担架送回家！"我赶紧去查阅资料，才知道原来高血压的药物种类特别多，光是作用机制不同的就有四五种，更别说剂型了。医生给我开的康欣属于 β 受体阻滞剂，是通过降低心率来降压的，我一下明白了，我对这个药太敏感了，所以赶紧停药，一停药，心率就正常了。我后面又在医生的指导下换了几次药，差不多花了两三年才使血压稳定、达标。我就在想，连我这种学过医的人都搞不懂，普通百姓如何能搞得懂，这也许就是中国人群高血压药物干预达标率很低的一个重要原因。

吃不对药的更大危害还在于，很多患者认为每天吃药就有保障了，就放肆了，对饮食和生活方式就不约束了。在糖尿病患者中，这类人特别多，他们往往上饭桌后，先拿出胰岛素在肚子上熟练扎一针，然后就宣布开始吃饭！这些"伪服药者"所面临的疾病风险更大，后果更严重！

我因为开始吃药，就开始关注更多的用药信息，有一次在上海，碰到我十分崇敬的顾建人院士。他对我说，他现在很关注药物的多重效应。我问他啥叫"药物多重效应？"他说，比如老年痴呆症不容易得癌症，因为他服用的乙酰胆碱抑制剂恰好也抑制肿瘤转移。这个概念最早是英国学者发现的，20世纪60年代他们发表过一篇文章，说肿瘤发病与高血压呈负相关。多年后，他们又发文章纠正，不是得了高血压就不得癌，而是服用β受体阻滞剂（就是让我心跳变慢的那类）的高血压患者不易得癌。因为，β受体阻滞剂也能抗肿瘤转移。我一下明白了，所以回来后我毫不犹豫地在服药清单上加上了原来想了半天，服还是不服的阿司匹林，因为这个药有稀释血液防止血栓形成的作用，同时又能抗炎。所以服用半年以上，对癌症，特别是肠癌的预防效果很明显。吃一种药，获得多个好处，我认为这是**"药物多重效应"**，这个概念非常好。有一次，我与一位药厂厂长一起谈合作，其间又把我服用抗高血压药的经历说了一遍，我说，"我运气不好对β受体阻滞剂太敏感，要不应该首选这类药，虽然它既能抗高血压，又能防癌。"话音未落，那个厂长就拍桌高兴地说，"我现在吃的就是β受体阻滞剂，原来吧，每天一吃药心里就纠结，听你这么一说，我现在真巴不得赶快吃！"所以，一个概念可以把一件原本感觉痛苦的事一下翻转为一件愉悦的事，心理效应在健康促进中的地位真不可忽略。最近，能套上药物多重效应皇冠的就是二甲双胍，开始发现它除了能够降低血糖，还可以抗衰老，后来陆续发现它还能改善肠道微生物、预防癌症、保护心血管，真的成了"神药"。

配偶综合征——照护者也需要治疗

在《生死之间》这本书里，描述了很多因为疾病导致很多家庭灾难性支出而产生的悲剧。除了经济负担外，还有亲情连带的家庭负担，特别是当家里有了失能失智的老人，真所谓"一人失能，全家失衡"。十多年前，我母亲就有了老年痴呆症的早期表现，健忘、迷路，我们兄弟几个都没太往心里去，只忙着自己的事，有一天，我突然接到她的电话，告诉我说姥爷来了，我姥爷早已去世多少年了，怎么说他回来了？我这才意识到情况不妙，赶紧找大夫给母亲会诊、治疗。后来我才知道，其实对于老年痴呆目前也没什么特效药，病程只能迁延。果然，随着时间推移，她的情况越来越差。特别是在躁动期，搞得我父亲非常烦。由于我不在父母身边，没有亲身经历这个过程，每次回家都是匆匆忙忙看一眼，大家看起来都挺高兴。不过，现在回想起来，父亲不知经历了多少难以忍受的折磨。最让我们意外的是，父亲先于疾病缠身的母亲离世了，这是我们兄弟几个没预料到的结局。

父亲是个离休干部，有比较好的医疗保障，很早我们兄弟几个就私下议论说，万一哪天父母要走，最好母亲先走，因为父亲有人护理。结果还是他先走了。更让我揪心的是，他当时住院的表现就是反复高热，每天下午一场，大汗淋漓，直到去世，也没查出是什么原因。现在我知道了，这叫焦虑症的躯体转移。那一段时间，我事业上想取得一些进步，这样也能让父亲高兴一下，所以回家陪伴父亲的时间少之又少。父亲住院期间，母亲已经痴瘫在床一年多了，家里几个兄弟老往医院跑，父亲显然是放心不下母亲，最后就自我放弃了，求生的意志一松懈，人的状况就急转直下，没几天就从一个健康人转而成为病危，最后一刻我也没赶得及到他床边。我们都

说，父亲真关心我们，走了还选个周末。周六在干休所家里用父亲
遗像布置了个小灵堂，干休所好多叔叔阿姨都哭哭啼啼过来送一程。
我注意到，几乎所有的叔叔阿姨进门的第一句都是，"老王啊，我
们怎么想着你也不该走呀。"是的，因为他生前几乎没有明显的高
血压、糖尿病、肿瘤这类疾病，差不多可以说就是被"烧死了"。

这件事一直在我脑子里挥之不去，总感到我原本一定可以为我
父母多做点什么。我讨教了很多人，都没得到满意的答案。有一天，
碰到时玉舫，他是个免疫学家，早年在美国的研究强项是免疫应激
反应。他说，他记得很早有篇关于老年应激（stress）的文章，发表
在新英格兰杂志上，也许能回答你的问题。我去一查，更是后悔！
原来父亲的临床表现在美国 20 世纪 60 年代就已开始关注，叫作配
偶综合征（caregiver syndrome）。

配偶综合征意指患者的病患会导致非雇佣照护者（主要是亲属，
也包括情感连带的师徒等）心身和疾病的恶化，或产生各种心理、
病理损害及疾病恶化，甚至导致其直接死亡，因为配偶受影响最大，
我们就称其为配偶综合征，也可称为亲属综合征。配偶综合征有各
种身心表现，但其中百分之一百的表现是焦虑。我恍然大悟，顿时
泪流满面。这才想起了什么是我早该做的事：给父亲抗焦虑治疗！
父亲去世后，母亲痴瘫在床，靠鼻饲维持又度过 2 年，最终也去世了。
开完母亲追思会的当晚，我含着热泪，写下了我对配偶综合征的认
识以及干预措施的心得，少有的发到了自己的微信朋友圈里。我妻
子看了，觉得写得挺好，也转载到她的朋友圈里。天呐，早上一开
手机，嘀了嘟噜地响个没完！没想到有这么大反响。配偶综合征，
真是个"一说就明白，长期被忽略"的现象，勾起了无数家庭的痛
苦回忆。

这几年我一直在宣传、推行我开创的配偶综合征的捆绑医学，

因为即便在美国，配偶综合征到现在也还没被列进诊疗清单。而国内大部分的医护人员更是没听说过这个综合征。我在国家老年医学临床中心年会上就此做了一个简短的报告，会前有个《健康时报》的记者，看到这个题目很感兴趣，就采访了我，我说一会你听一下我的报告，就6张幻灯片。之后她写了个短篇，题目是"有一种病，叫配偶综合征"，反响比预料的大，有10多万次的转发。留言里有个研究生说，"我是一个老年医学的研究生，今年毕业，但之前从没听说过这个病。"我给301医院的老年医学研究生上课时问，了解配偶综合征的请举手，结果一个没有！好尴尬！可见配偶综合征捆绑医学需要推广给更多的医学学科人才。

配偶综合征不分年龄，例如患者是儿童，照护者是家长，凡有情感的，包括师生都可以发生。针对配偶综合征，我提出了一个捆绑医学的干预模式，很有创新性。即，给患者施予的干预和治疗，疗效要显现在照护者身上，反过来，对照护者的干预和治疗，疗效要显现在患者身上，很神奇吧？其实概念转变就有效果。比如我们拿尿道感染、前列腺炎、女性尿失禁等患者的起夜次数作为指标。这些患者在急性期夜间起夜很频繁，基本上把亲属照护者搞得晕头转向，备受折磨。如果这种状态再持续几天，很多配偶嘴里冒出来的话就是，"想死的心都有啦。"但如果我们给患者做睡眠管理和尿布管理，大幅减少他／她的起夜次数，结果疗效不就落在照护者身上了吗？我们到社区做现场，有些患者开始不接受尿布管理，但你把道理讲清楚了，告诉他，你带尿布除了让你自己夜间能休息得好，更重要的是保护照护你的家人，患者的依从性就很高。反过来的措施就更好理解了，就是给照护者做心理辅导和抗焦虑治疗，让他能更好地提高照护的效率，有助于患者的康复。现在一些社区，针对失能失智老人的照护者所面临的压力，增派志愿者去接替照护者，让他们喘口气，恢复一下体能和心态，叫作"喘息疗法"，对配偶综合征治疗也是非常好的。

我们正在做更多的调研，还想专门写一本关于配偶综合征的书，让更多的民众了解这个病，掌握更多的预防和治疗的措施。

舒缓医疗——中国人最终会接受的医疗服务

讲到生命的末期，必然要讲到死亡。而死亡在中华民族的文化里是一个不能说的大忌。甚至有些小区将14楼电梯标注成13A。当然不同地方的人对吉利或禁忌的理解是不一样，甚至大相径庭。我生长在浙江，在那里双数都是吉利的，"4"字被谐音为哆来咪发中的发，而到了广州，"4"是绝对不能用的。春节在广州别人第一次给了我一个大红包，我打开一看是300元。当时我以为他们放错了，要么是给200，多放了一张，要么是给400，少放了一张，怎么会是个单数，后来才知道，广东话里三字说得像生，所以谐音"生"字，寓意升官发财。

但不管怎么说，哪儿的人都不愿意直接面对死亡。在中国，基本上没有听到过宣称哪个名人于某年某月某时在睡梦中溘然去世，基本的说法都是因病救治无效逝去的。也有人说，我国相当一部分人在生命最后的那一段消耗了他一生70%的积蓄，很多发生灾难性支出的家庭，其主要费用是花在重症监护病房了。但这恰是医疗科技昌盛的结果。上人工呼吸机、上胃肠进食通道、上静脉营养通路，加之精细的压疮护理，一个大脑死亡的患者可以在病床上维持呼吸、心跳正常的状态长达十几年。我们经常听到的话，无论是出自单位领导，还是出自患者子女，就是"不计代价全力抢救"。其实，能像舒马赫那样从长期昏迷中奇迹般苏醒的毕竟很少，否则就不叫奇迹。

　　台湾照护协会理事长林家秀发给我一套视频讲座，说让我好好听一下赵可式教授的课。赵可式教授现任台湾成功大学医学院护理学院主任，是台湾医学伦理学和安宁舒缓医疗的创始人，课程由她一人主讲，每段视频不长，十几分钟，但有近百个小视频，所以到现在我还没看完。看了不到一半，已是醍醐灌顶，大开眼界。另外，她的普通话表述堪称一流，字字贴切。

　　课程的主要内容说到底就是讲人应该怎么死，是善终还是歹终。按照她课程的内容，我觉得现在我们大部分人都是歹终，临终前身上插满了管子，打了一堆的洞。她举的两个例子，把歹终说的特别形象。一个是她早年护理了一位终末期患者，过世后，帮他拔管、清洁，处理了2个小时，一共拔了16根管。还有一个患者，为了维持心跳，护士前后一共给他打了1600支强心剂，把开安瓿瓶的手都磨破了。当这个患者在宣布死亡后（心跳停止）短短3分钟不到，就出现了明显的尸臭。说明这个患者心跳在没停止之前全身脏器早已死亡，所以他们抢救的不是患者，而是一具尸体。

　　目前国内有相当一部分患者是在巨大的痛苦和没有尊严的情况下离世的。曾有报道，有一个濒死体验者（经历过"临床死亡"后复生的人）苏醒过来后，对他子女说，"你们当时给我做的那些气管切开、电击等，我是知道的，太难受了！"

　　而安宁舒缓医疗的核心就是要让终末期患者高质量、有尊严地活着，没有遗憾的微笑着离去，对于家人，能够帮他们完成对患者的道谢、道歉和道别。在罗点点、陈小鲁等的努力推动下，以及学术界、社会各界的努力下，中国生前预嘱和安宁舒缓医疗在近年已经有了很大的进展。据说中国人民解放军总医院的保健对象已有超过80%的人签署了生前预嘱，在医疗技术无法挽回生命的情况下，不做侵入性的和无效的抢救，这不但能让他们有尊严地走，而且减少了巨大的无效医疗支出。干部带头对民众来说就是一个最好的带动。

时代在进步，观念在改变。我们哭着降临到这个世界，经历了人间酸甜苦辣后，一定要笑着离开这个世界。

老龄化应对三分法

老龄化应对已经成了热点话题，很多人找我们来咨询。有个人来咨询的，问他父母或自己去什么样的养老机构最好？也有很多想进军养老产业的机构来咨询的，我总是先问他们几个问题：问个人，你认为你自己最大的需求是什么？问机构，你们知道老年人养老的需求是什么？

一般个人提出的需求中，医疗保障往往是他们的首选。对子女来说，老人照护的质量是他们最大的考量，而对开发商来说，很多是打着养老名义，实则是想圈块地，而于养老机构的设计基本是被圈在"医养结合"的模式中。

养老照护专家杨金宇教授，原就职于万国商业机器公司（IBM），在日本几十年专门研究养老照护，非常有经验，创立了照护学派，传播和分享老年照护的知识和经验。国内养老照护的专家唐钧、邬丹青、郭丹、刘淑娟，日本的赵月红，我都是通过他认识他们的。后来我又认识了充满活力的"台湾照护协会"的创立人林家秀及其同仁。其实，我大部分老年照护和康复的知识都是从他们那"借"过来的。有一次，我与杨金宇通电话，说得大家都很有兴致。他突然给我说，"小宁，与你沟通特别顺畅，因为你不做临床！我与很多医院的临床专家，有时很难沟通，不在一个频道上。"这句话让我很震惊。为什么？随后我坐下来认真、系统地将了将我国老龄化应对的历程，不难发现，他讲的话是有道理的。

总体来说，20世纪90年代国内就有专家警示、呼吁我国将面临老龄化社会问题。这些专家，如社会科学院的唐钧教授等，大多数是老年问题专家或社会科学专家。这些文章虽然警示老龄化社会到来的紧迫性和压力，但字里行间却透露的是比较积极的信息，对于他们的警示和建议，社会反应却没那么积极。一直到了全国第五次人口普查，结果，按照联合国制定的标准，我国 60 岁人口数量已占总人口之比大于 7%，意味着中国已经迈入了老龄化社会。此时，社会各界开始有响应，但也不是那么强烈。第六次全国人口普查时，我国 65 岁人口的占比也已非常接近"超老龄化社会"了。这时政府、社会、学术界几乎是一夜陷入惊慌，开始讲我国老龄化社会"来得太快，未富先老，没有准备好！"。再仔细一分析，中国光失能、半失能的老人就 4000 多万！本来医保穿底的压力就很大，老年照护的费用更是雪上加霜。这时相关部门就找了许多专家讨论对策。因为过去我国就没有老年照护这个专业领域，养老问题基本上集中在民政部，重点管理的是退休金和养老院，老年人的照护负担成了一个空白地段，而大家开始又基本上分不清楚照护（care，解决生活能力）和护理（nursing，解决临床医学需求）的本质区别，把照护等同于护理。所以就请了许多临床和护理专家，你一言我一语，独创了一个应对我国老龄化的"医养结合模式"，与国际上老年照护与医疗两条线模式完全不同，这种模式也一直为研究老年和老龄化社会问题的专家所争论。

"医养结合模式"的最大问题是——偏离了积极老龄化的主流，过分聚焦在老年人的医疗救治上。因此，直到现在老年照护的筹资还是依赖和挤占医疗保险，强调救治模式。所有养老机构的典型报告，一开始讲的都是我们有多少张床。沿着这个思路走，老龄化应对都集中在有病老人身上，而活力老人的价值，特别是他们的财富创造能力基本被忽略了，我前面提到的"变老龄化社会为长寿化社会"

的建议也就很难被大众所接纳。这也是养老照护学术界争论和思考的主流问题。

面对这一局面，作为一个学者，又已跻身老年医学领域，总还得尝试着提出些能解决问题，并且实用的对策吧，苦思冥想，归纳出了个"老龄化应对三分法"，希望能给大家一些启发。

第一个三分法是老年**"年龄三分法"**，即把老年年龄用**日历年龄、生物年龄和做功年龄**来划分。

世界卫生组织 1994 年对老年人的定义扩展为，60 岁至 74 岁为**年轻老年人**，75 岁至 89 岁为**老年人**，90 岁以上为**长寿老人**。这种年龄段的划分，把人的衰老期推迟了 10 年，对人们的心理健康和抗衰老意志将产生积极影响，其实这种分类也体现出我"年龄三分法"后面两个"年龄"，也就是用社会能力来划分和定义老年人的年龄，不但有利于营造积极老龄化氛围，而且有实际操作的可行性。因为，在同一日历年龄，每个人的生物年龄和做功年龄差别很大，也许一个 75 岁的人，他的生物年龄才 65 岁，按照目前的定义，75 岁之前算是活力老人，那他或她至少可以工作到 85 岁，过自己喜欢、擅长，又能赚钱滋润自己的生活，不给社会添负担。政府要接受这个概念，**把退休一词改为转业**，充分发挥老年人财富创造能力，开启"三段式人生"，体现长寿化社会的人口红利，实现活力老人支持失能老人。

不管采取什么模式，大多数的老人最后还是得依靠养老机构。而养老机构的设计必须要符合老人的实际需求。用**老年"需求三分法"**来设计养老服务产业，可以合理地解决这个问题。

老年人的需求可以分为三类：**第一是社交需求，**这是目前最被严重忽略的。很多进军养老产业的人找到我，基本套路就是打开电脑给我展示一个规划图，依山傍水，风景秀丽。但你问他客户为什么要到你这儿来，大多讲得不太清楚。现在国内山清水秀的地方太多了。老年人大多退休离开单位，儿女不在身边，他们的第一个需求就是想建立一个适合自己的新的社交圈子，这是养老机构吸引客户的第一要义，何况社交能力和环境也是世界卫生组织所定义的健康中最重要的组成部分。进入老年期，能快速找到适合自己的新的社交模式，对这个老年人来说才算开启人生的第二阶段，对老年人的健康和保持活力太重要了。网上有个非常活跃的活力老人，叫王德顺，44 岁才开始学英语，49 岁到北京研究造型哑剧，50 岁开始健身，57 岁创造"活雕塑"，65 岁学骑马，70 岁练成腹肌，78 岁骑摩托，79 岁登上 T 台。今年已经 80 多了，说"我还有梦想"。

我去看过一些养老院或机构，做得好的、充满活力的多是采取物以类聚、人以群分的理念，有选择的招募入驻者，营造一个好的社交氛围。即便居家养老，如果大家有这个概念，社区有这个条件，有意开辟、营造这种社交环境和氛围，一定有利于老年人心身健康。

第二个需求是医疗需求，也是大家最关注的。我国现在很多年轻人都已慢性病缠身，到了老年完全没有疾病是不太可能的。庞大的带病老年人群体是我国老龄化应对所面临的最大痛点。疾病需要医疗，**但是医疗的需求是短暂的**，而且必须是短暂的，除非你已到了疾病的末期，所以，对医疗的需要和要求只要达到可及就行，即需要时能看上病，能被急救，不需要常年住在医院环境中。养老机构如能与大医院建立绿色通道、远程诊疗体系会更好，可以保障获得更为优质的医疗服务。由于过分强调医疗服务，目前很多养老机构实际办成了养护院，养老人员天天生活在患者环境中，有时还与一些终末期患者在一起，心情、活力怎么可以调动起来。

目前国内偏离这两个需求的养老院呈现出两个极端：一种是高端养老院，山清水秀，环境优美，一般都是儿女为孝敬老人办理的入住，最后老人住不下，因为感觉像是住在高档宾馆，没有交流，高兴不起来；另一种是养老机构变成养护院或老年医院，疗养员大多缺乏笑脸，住入这些机构就如同登上了通往生命终点的末班车。

讲到医疗需求，养老院真正日常应该要做的是恢复和维持老年人的生活能力，管理好他们的慢性病。现在的老年人大部分都有慢性病，但不一定都被控制了、延缓了，这一点被关注的很不够。一所优质的养老院应该有专业的健康管理和慢性病管理队伍，要有成套的先进易用的穿戴设备和监控体系，把老年人的血压、血脂、血糖、睡眠系统管理起来，把慢性病控制好，预防发生新的并发症或癌症，系统干预老年人的肌少症和衰弱，让他们精神焕发；要开展基于药物疗效、毒副反应以及多重效应的精细化用药管理。达到这个标准，里面住着的老年人活力一定高。达到这样的标准，也可以让远在天涯海角的子女通过远程系统定期与老人交流，并实时监控老人的起居、活动和药物干预的效果，以及意外的预防和报警，降低他们自身的心理压力，让家庭进入快乐养老新状态。

第三个需求是**照护需求**。北京医院原院长王建业提倡老年的良好状态是，"活得长，活得好，走得快"。这当然很理想，但很难做得到。大多数老人最终会进入到失能失智阶段，这就需要照护。

过去 20 多年，老年照护和临终关怀已发展成为一门大学科，需要专门的设计、专业的人才和特别的理念。如果机构做的是一个综合养老机构，那么这一部分就应该设置在比较私密的地方，与活力老人区有所隔离。将来称得上顶级养老院的，一定是有一批训练有素的，能够开展临终关怀和舒缓医疗的团队，能**让老人微笑着走**。当然，如上面介绍的，顶级的养老机构不但要肩负起照护老年人的责任，同时也能舒缓其亲属照护者的身心，既关注患者，更要关注照护者！

第九章　人们为何如此崇尚养生？

相当一部分中国民众对养生非常痴迷，电台、网络、新媒体都有养生节目，不但吸引着一批姥姥、奶奶级的拥趸者，也吸引了众多白领小青年，而且有趣的是，这些拥趸者眼中养生的主要方式是"进补"。

乐观地看待这个现象，说明现在民众的健康意识在加强，更加关注防病、控病。悲观地看待这一现象，说明民众感觉现在医院还是"看病难，看病贵"，能有办法自我保健不用去医院，那是最好的。无论哪种观点，终点目标都是善意的、正确的：就是不生病，少生病，不生大病，但实际情况却又是一个悖论困境，即无论你花了多少钱，都没能得到真正的健康收益。真实的情景正如诺贝尔经济学奖获得者阿比吉特·班纳吉所描述的，"为了达到养生健体的目标，富人和穷人都一样，他们宁愿花大价钱找江湖郎中治病，也不接受正规医疗机构的援助。他们越关注健康，却又越摆脱不了不健康的生活习惯，在大吃大喝的过程中完全不考虑将来的后果。"

巨大的养生需求催生出巨大的保健市场，鱼龙混杂，乱象辈出，直到出现了"权健事件"这一局面也没能彻底得到好转。养生和保健品市场依然被网友称作是一个"流派纷呈，变化无穷，精彩不断"的大江湖。导致这一局面的核心原因在于信息不对称。除了健康和疾病知识本身过于专业，还充满着不确定性，让民众深刻了解原本就比较困难，如果再不能及时获取正确的信息就更容易让他们产生谬误。

国人养生中的谬误很大程度上是因为无法获得正确的信息，除了权威专家们没有足够时间去做有实用价值的科普宣传，再就是国内很多媒体经济利益挂帅，让虚假的观念、产品充斥信息首页。有一个知乎网上的作者，做了一个简单但让人信服的小试验，他在中外网上搜寻了解疫苗／运动／健身／疾病预防／营养／饮食规划等方面的知识，结果，国外的网站讲这些关键词引向的第一节点往往是疾病防控中心（CDC）或相关研究的权威机构的官网。而国内的网站，包括知名搜索网站把你带去的第一个节点大部分是广告型的，"魏则西事件"就是这一乱象的一面清晰的镜子。

中国人的疾病观和养生观

中国人在健康需求、要求与其自身生活方式相悖的多种表现要归结于数千年来由于宗教文化影响而形成的疾病观和养生观。

受佛教的影响，中国人的生死观与西方国家差别很大，西方的教义总体来说人死后是归位于天堂，是奔着快活去的，而佛教等教义认为人死后很有可能要轮回、要下地狱，所以是奔着受苦受难去的。所以，对于那些马上危及自我生命中的疾病具有天然的恐惧，在本次新冠肺炎疫情这一特征就表现得淋漓尽致，民众自觉规避新型冠状病毒肺炎，保护自己的倾向非常强烈，一个小区进来一个疑似病例，会有一千双眼睛监督着你。正因为这种天然的恐惧与对生命的敬畏，在意大利和美国这些疫情重灾区，华人某些社区竟然可以实现零感染，成为当地政府成功动员群体隔离的一个群众基础。相反，对那些因不良生活习惯导致的，温水煮青蛙式的慢性病却是得过且过，视而不见。没有人会对小区居民，甚至邻居大吃大喝、烟酒不离口的行为加以劝说或阻止，任凭他们把钱花到了不该花的地方。

一部分民众的养生观和疾病观既迷信且轻信法术，崇尚"偏方、秘方"，希望通过"进补"和食用某些动物等简单方式，达到强身健体、长命百岁的目标。很多人追崇逍遥快活，把吸烟喝酒等不良行为的享受过程也视为赛过活神仙，由于长期服用各种补药、补酒而导致肝肾功能衰竭的大有人在。

其实，很多所谓的"中医""古方、古法"都源于所谓的"法术"，并没有什么科学依据，这些奇巧淫技所展示的奇效也不过是"幸存者偏倚"，只讲少数活着的例子，不讲大多数死去的例子，带给大家的一种错觉，是需要鉴别的。这种观念和现象都需要改变，否则不但误导群众，还会对博大精深的祖国医学产生负面影响。

安慰剂效应与幸存者偏倚

不论民众出于什么动机，通过什么渠道获得的养生之法或强身补品，最终都要从效果来评价，而问题恰恰是出在了这里。因为很多江湖医生和网络媒介提供的形形色色的养生补品在很多人看来确有"奇效"，抛开前面我举过的那些掺了西药的"中药"或保健品外，我再重点介绍一下安慰剂效应和幸存者偏倚。

先来看看全球通行的符合法规的食物、药品的功效评定的方法。假设我们发现一种食物成分，例如姜黄素可以改善脂肪代谢，具有降低血脂和胆固醇的作用，这一线索可以根据古代文献，也可以根据动物实验，甚至发挥中医临床先行的优势，从临床患者临床转归的数据而来。然后开展正式的临床试验，验证其是否确有这一功效。

首先要制备受试样品。要制备两种无法区分的样品，一种含有姜黄素，另一种只含没有功效、安全的安慰剂（对照剂），一般是药物的基质。然后，把两种制剂编上号，例如姜黄素为 1 号，对照品为 2 号。接着就是入选受试患者的分组，这个分组完全是靠计算程序随机区分得到的。同样地，哪个组吃 1 号药哪个组吃 2 号药也是随机确定的，不带有主观决策成分。根据分组，发放药物。最奇特的是，发放药物和观察疗效的执行人员，医生或护士都不知道哪一个样品是姜黄素，这叫双盲法。总之，在临床验证中，受试者和执行者的主观判断对最终结果的干扰被消除在最小。通过临床治疗观察，记录数据，达到设计的患者数和疗程后，再统计数据，服用1号药的归一号组，服用2号药的归二号组，最后通过统计分析确定差异。如果两组结果相同，不用再分析了就知道姜黄素没有预期的功效，因为临床结果等同于对照的安慰剂。如果两组有差异，是不是姜黄素有效呢，这个过程叫作揭盲。即由顶层设计的人将编号的结果告诉统计数据的团队。有效的是1号药！大家欢天喜地，如果疗效略高的那组是2号药，就一片哭晕在地。

所以，要说一个食品或药物是否具有某种功效，结论绝对不是随便下的。但问题是，确实很多保健品在很多人身上显了效，是的，因为已经科学证明安慰剂会产生相应生物效应，"疗效"甚至达到30%，安慰剂的这一功效被称为心理暗示效应。极为经典的，被广泛引用的案例叫作滴血实验，说是早年，有个心理学家找到一个死囚配合他做个试验。他把死囚的眼睛蒙上，然后在他手腕切一刀，说开始给他放血，听着自己的血一滴一滴地滴在铁桶里，而且越滴越快，死囚最后就死了，而心理学家一开始就给死囚止了血，放到铁桶叮咚响的是水龙头里流出来的水。这是心理暗示导致极端生理反应的例子。当然还有很多可查证的实例，如用冰块暗示炙热的火炭导致"皮肤烫伤"的试验等，利用心理暗示的正效应是一种可行有效的治疗方法。可以看看下面这两个小故事，看看能否受到点启发。

实习生的经历

我们经常遇到一些人宣称哪个山里住着个"神"医，有多么厉害，给这个名人看过，给那个领导看过。我问，得给很多钱吧？那当然啦。由此我给一个每年花费很多钱的"老中医迷"讲个我亲历的故事。

我当实习大夫时才二十岁出头，又瘦，估计看着像个孩子。坐在门诊，病人一看就不乐意，说要换个老大夫给看。那时没有那么紧张的医患关系，带教的老师很坚决，说，这几天都是他看，不看就算了！最后病人老大不愿意地坐在我面前。我给他摸摸脉，看看舌头，翻翻眼皮。然后就问，"你是不是蹲下再一站起来会眼睛发黑啊？"病人听了马上回答，"是啊是啊。""你晚上睡觉会盗汗吧？"病人眼神立刻充满惊奇，"是啊是啊。""小便多，但很清亮吧？""是啊，怎么会呢？"病人已经感觉今天遇到神童了。其实那个年代大家基本处于营养缺乏和疲倦状态，所以这个患者脉象弱，舌苔薄，眼睑浅白，有点贫血的意思。再看他的说话举止，基本判断就是一个神经官能症患者。所以我一开口把他的症状说得比他还准，他怎么会不感到惊奇。我给他开了那时最时髦，又便宜的谷维素。告诉他，吃了就好就不要来了，不好马上来。结果后面几天再也没见到这个患者，想必是好了。

我讲完了，大家都哈哈笑，听我故事的"老中医迷"满脸尴尬，大概感觉他的钱有点白花了。

名医治阳痿的故事

有个老农阳痿多年不能生育，几乎跑遍祖国大地，却没得到有效办法，后来找到名医吴老。吴老给他检查完后跟他说："你啊真运气，你这病我有特效药，刚好就剩两片了，你来得正巧，送给你，如果这个药再不行，那我就真的没有办法了。"老农激动得热泪盈眶，双手接过药片，吴老又给他说，"这个药一定要在晚上行房前的一个时辰吃，不能太晚，也不能太早。行房前，你先到茅房上小便，如果尿是黄色的，那就代表药起效了，对你有效，如果没有颜色，那就没戏了。"老农千谢万谢捧着药回去了。一年后带着喜蛋来答谢吴老，"感谢神医手到病除！"学生们都很惊讶，问老师您给他吃的什么神药，吴老说，"核黄素"（维生素B家族的一种，吃了尿就会发黄），大家恍然大悟，哈哈大笑，因为吴老给他检查完后，判定患者是功能性阳痿，所以用了心理暗示方法，除了他自身的权威性以外，只剩两片药的表述都会让患者信心倍增，特别是当他发现自己小便的颜色是金黄色，更是信以为真。

评论：心理暗示的确会产生正向功效，但绝对是个体化的，只有在循证基础上获得的结论才具有普遍性。

幸存者偏倚更常见的例子就是说有一个百岁老人吸烟、喝酒，但活得很潇洒，就说吸烟、喝酒不会影响寿命。完全是无稽之谈，因为喝酒、吸烟的那群人大多从50岁开始就一个个走向了死亡的快班车，一两个吸烟喝酒活过100岁的根本不具代表性！

说完幸存者偏倚，还得说说另一个偏见，最近也成了一个热点话题。最近有几个国内外养生专家英年早逝了，这也挺平常，但因为是养生专家，大家突然感觉之前是被他们骗了。其实，经常有医生对你说，别喝酒了，更不要吸烟了。但到了晚上，你让朋友约了医生吃饭，席间你发现他是又吸烟，还猛灌酒，他白天给你说的不正确吗？完全正确！有人专门对中国医生吸烟的动因做过研究，其中一个很重要的原因始于社交。20世纪80年代初，很多朋友见面会相互敬烟，那时人们还挺穷，所以经常可以看到的是，敬给你的烟和他自己吸的烟档次差距很远。如果有人给你一支大前门牌烟（仅次于中华牌），不留着自己抽都说不过去。如前面我举过的鱼翅的例子，人们对食物（烟也算一种入口食物吧）的选择，很多情况下是基于价格和身份象征的判断。在不断敬烟、递烟的环境下，加之没有严格限烟的环境，医生也很容易被动地拉进烟民的队伍。而一旦吸了，就被成瘾性套住了。所以，外科医生压力大，吸烟的比例也最大。长时间高度紧张的手术一结束，跑出来吸口烟，体内多巴胺含量就上去了，爽啊！是爽，但他们一样要承担吸烟导致的各类健康问题，包括诱发肺癌。所以，我们不能因为医生吸烟就说吸烟好，也不能因为哪个养生专家过早死了（死于平均预期寿命前），就全盘否认他们传递的健康信息和人生哲学，这也是医学不确定性的一种体现。

如果把这些观点归纳到现实生活中，会产生很多意想不到的后果。我举两个例子。第一个是好心办坏事的例子。电视台有个来自知名医学机构的养生专家做的营养养生节目，告诉大家吃什么，不能吃什么。这个专家长得挺帅，口才又好，所以拥趸者巨多，当然，拥趸者中老太太特多，我这个朋友的妈就是其中一个忠实拥趸者。每当到了节目开始，谁也不能去打扰，拿着个小本本一字一句地记，然后，不管你喜欢不喜欢，专家说吃了好的菜，你就得天天吃。这位朋友很孝敬，看母亲这么崇拜这个专家，就广挖资源，找到熟人去设个饭局，让母亲与专家能面对面交流交流，结果面也见了，饭也吃了，但事情坏了，母亲一回家就一肚子气往外撒。朋友问，"妈，你怎么了，不高兴了？"他母亲生气地说，"再也不看他的节目啦！"朋友很奇怪，好好吃一顿饭怎么就变成这样了呢？他母亲说，整顿饭她都在旁边察言观色，看专家吃什么，结果专家在节目中大肆宣扬的菜，他一筷子也没动，吃的都是他让别人少吃和不吃的东西。朋友这个后悔！好心办了坏事。所以，不管是医务工作者，还是健康促进者，要教育民众，就得自己做好榜样，才有言传身教的效果。我常跟周围的同仁说，"肚子挺起来的，千万别去做健康教育，没有说服力！"

第二个例子正好反过来。这个朋友算是个小有名气的民间青年养生专家，主要做培训，也号称弟子遍天下。有时也和我一起切磋一下健康管理。有一天另一个朋友突然跟我说，"你知道××宫颈癌全身转移了吗？前不久还与她在一起帮别人会诊癌症，怎么自己都不注意。"结果让我无奈的是，朋友说她年初就已经确诊是宫颈癌，还比较早期，这都快年底了，她怎么还不积极治疗呢？朋友说她自己说通过食疗可以逆转。真是瞎扯！难怪她说进山吃素餐要待一段时间。我以为她要减肥呢，后来她又是放疗、又是化疗，搞得死去活来。我分析了一下这个案例，就是我们前面说的病耻。因为她是健康宣教的老师，所以她就被认定不该，也不会生病。如果说出来，会让学生们失望。

我举的这两个例子，就是想提醒大家，人体是非常复杂的一个系统，人类即便已经解析了人类全部的基因序列，结果发现与全面理解我们自己还差得太远，我们必须理性的去看待每一件与生命相关的事物，不轻信，不偏信，要尊重科学，尊重科学的数据。

抗衰老究竟抗什么？

2019 年，在深圳我参加了一个顶级国际衰老生物学的峰会，说顶级，是因为由美国约翰霍普金斯医学院著名华人，老年医学专家冷晓代表梅里埃基金会，邀请了包括美国国立卫生研究院（NIH）老年医学所所长在内的一批中外顶尖国际衰老生物学和临床相关的专家。大家汇聚一堂，其间还让我共同主持了一个环节。在问答环节，我就问了一个问题，"现在是否有一套可以确定生物年龄的生物标志物？"话还没说完，大家就知道问的是啥，异口同声回答 No、No、No！这也正是反映出目前全球衰老与抗衰老研究和转化中的一个困境。

啥叫衰老？一个健步如飞的 90 岁老人，你能说他很老了吗？一个走路都颤颤巍巍，讲话也不太利索，不到 50 岁的人，你能说他还年轻吗？都不能。所以，定义衰老的生物标志物是全球科学家都在努力探索的目标，因为只有这样一套可计量的标志物，我们才能评价谁是真正老了，什么东西真正可以抗衰老。2019 年 12 月，美国斯坦福大学阿尔茨海默病研究中心的托尼·怀斯·科瑞（Tony Wyss-Coray）教授，在 *Nature Medicine* 上发表了一项研究，是其中一个代表性趋势。他们测量并分析了 4263 名男女，性别比例均衡，年龄在 18 ～ 95 岁的志愿者的血浆。研究发现，他们血浆中 2925 种蛋白质中有 373 种与人体衰老有关。其中又约有 1/3 随着年龄增长而发生了明显的动态变化，并以不规则的速度进行，其中，在 34 岁、60 岁和 78 岁时呈现出峰值。即在这三个时间点，血浆中那些特定蛋白质的变化速度明显升高。看到这个结果，我感觉又当了次事前诸葛亮。我自己根据其他数据和依据做出过一个推论：健康管理和抗衰老 30 岁就得开始，因为 30 岁，骨和肌肉就开始成比例下降，这是两个决定人体力量的成分。如果一个人 45 岁前没有开始健康管理,他大概率会有个慢性病伴身,因为大部分人的血生化指标(血脂、血糖、尿酸等)在这个年龄段会出现向上的拐角。而 55 岁还没有进入健康管理,这些人一过 60 岁就是个老人状态。当然,上述指标对大多数活到 78 岁的人来说价值不大,对想活到 90 岁以上的人倒是有所帮助。评估一下,看看活过 90 岁的希望大不大,再来规划一下后面的人生。

所以,不管什么养生抗衰老技术,都要在可评价指标的监测下进行,不能只靠主观感觉,没有明确的、可评价的客观指标确定的抗衰老都是虚的,不管什么养生抗衰老技术,都要在可评价指标的监测下进行,不能只靠主观感觉。很多人说吃了、用了谁给的什么,结果感觉很有精神,睡得很香,吃得很香,其实这大多都是安慰剂的暗示效应。

有些指标是可考核的,如医学检查的"硬指标",血脂、血糖、血尿酸;B 超的"硬指标",脂肪肝(分无,轻、中、重度),颈动脉斑块。当然,睡眠也是个硬指标。其他就是肌肉力量,皮肤的光泽度和弹性,但这些都不太好测定。简单的比如体脂比例,也算是个硬指标,特别是对在做强体训练的人来说,这个指标最直接。

就在短短几年内,情况又有了很大变化。如在后面我会再次提到的生物年龄,目前已经有比较精准的检测和评估方法,以生物年龄作为一个变量来评估抗衰老效应可以推动发展出真正的抗衰老技术。

保健品是什么?

什么叫保健品?读完上述关于衰老生物学研究的进展,可能会对你原有保健品的概念有所改变。

20 世纪 90 年代后期,当时国外流行抗衰老生长激素喷鼻剂,我有个朋友做代理，组织了场宣讲会（现在叫作路演），请我去做个讲座。我说，"我不能涉足推广任何产品，只能做科普。"他说来的人很多，影响大，所以我就同意了为这场讲座做一些科普。开始准备一个我并不熟悉的话题。好在那时候已经有互联网，我上网查阅资料，得出几个结论：一是那时中国的美容等于化妆；二是中国的保健品大多等于补品。我在讲座中提出，美容是一种由内向外的活力表现，一个 18 岁的姑娘，长得再难看，那也是散发着青春活力。所以健美不是靠脸上涂什么（现在看来涂一点什么，也很重要），要崇尚内在美，用现在的话说就是抗衰老。

在国内，保健品有其独特的定义，但都是吃的，所以又叫保健食品或营养保健品。其主要特点是不以治疗疾病为目的，只是通过具有特定保健功能或以补充维生素、矿物质，达到调节特定人群机体功能为目的的产品。一般保健品都有适宜人群和用量，有片剂、软胶囊、口服液等几种形态，对人体不会产生急性、亚急性或者慢性危害，适合长期食用。保健食品需要通过国家食品药品监督管理总局注册，或者卫生健康委员会批准才允许在国内市场销售。国家食品药品监督管理总局核发的批准文号格式为：国食健字 G+4位年代号 +4 位顺序号，如国食健字 G20050433。进口保健食品批准文号格式为：国食健字 J+4 位年代号 +4 位顺序号，如国食健字 J20090009。其中 G 是国产第一个拼音字母，J 是进口的第一个拼音字母。卫生部门核发国产保健食品批准文号格式为：卫食健字 +4 位年代号 +4 位顺序号，如卫食健字（1998）第 0482 号；进口保健食品批准文号格式为：卫食健进字 +4 位年代号 +4 位顺序号，如卫食健进字（1998）第 033 号。其实，国际上没有保健品这个名词。与国内保健品含义相仿的产品，他们称为食物补充剂。欧洲议会和欧盟理事会于 2017 年 6 月颁布了《食品补充剂协调指令》以下简称

《指令》，以便于对此类产品进行统一管理。《指令》指出，"食品补充剂"是指用于补充日常饮食、具有补充营养或发挥特定生理效果的食品，由维生素、氨基酸、矿物质、必需脂肪酸等多种形式构成。《指令》中建立了"肯定列表"，明确了可使用的人体无害的维生素、矿物质及其化合物，未明确规定的物质将在相关部门紧急评估后方可生产投入使用。《指令》还对食品补充剂的成分、纯度、标签、广告、每日最大摄入量等方面进行了规范。

但是随着时代进步和学科发展，这些定义也有很多缺陷。当年我自己提出的定义是，结构和功效清晰的天然或合成的物质，在没有医生指导下，自己服用不会对人体产生急性、亚急性或者慢性危害，适合长期食用的产品，就是保健品。比如 Sinclair 发现的，最近十分火爆的"抗衰老神药"（不能称为药）——烟酰胺单核苷酸（NMN），就是结构清晰，并在各种动物体内证实有"返老还童"、延缓慢性病的作用，但还没有明确的临床适应证，所以应该算是保健品。二甲双胍是治糖尿病的药，已有几十年的历史，被证明适量服用很安全。近年发现其具有抗衰老作用和很多其他"保健"效用，是美国食品药品监督管理局（FDA）批准抗衰老临床验证的第一个药。由于二甲双胍的作用机制是改善肠道微生物，没有显著的毒副作用，很多人，包括我自己都在吃，所以算不上是中外定义的食品补充剂。而且二甲双胍并不是人体自然产物，也不能算食品补充剂。看来20年前我自创的定义与现代保健品发展趋势要更贴切些。

未来的保健品应该具有药物样的特征，作用靶点和机制清晰。所以，一般不要太相信那些成分复杂的保健品，最起码不要长期服用它，我前面讲的"毒雪菊的故事"已经说得很清楚了。用复杂药材炮制的"补药"，一般都是肾内科医生最恼火的东西。据他们说，相当一部分肾衰的患者都能被问出有这类"补药"的服用史。

中医养生的利与弊

在民众的养身中，中医养生占的比重非常大。我真正理解中医的博大精深其实还只是近年的事。因为我们的小学没有打好语文基础。语言，包括文字的养成就是在儿童期，学习语文也一样，小的时候没打好基础，成人后很难纠正。加上现在媒体发达，一些过去不用的词句现在成了常用词，例如耄耋、遛遛面，这些词在我们小时候接触很少，更是不认识。

意识到自己在语文上的不足，我就去找了本古籍，有生僻字带拼音标注的那种，想抽空学点汉字。结果选了一本《黄帝内经》，而在这本著于战国时期的医学专著的第一页中，黄帝问的第一个问题和答案就是现在健康管理的精髓——"少吃，多动，心态平和"，这让我很吃惊。书中黄帝问岐伯："余闻上古之人，春秋皆度百岁，而动作不衰；今时之人，年半百而动作皆衰者，时世异耶？人将失之耶？"岐伯对曰："上古之人，其知道者，法于阴阳，和于术数，食饮有节，起居有常，不妄作劳，故能形与神俱，而尽终其天年，度百岁乃去。今时之人不然也，以酒为浆，以妄为常，醉以入房，以欲竭其精，以耗散其真，不知持满，不时御神，务快其心，逆于生乐，起居无节，故半百而衰也。"

通俗的意思就是，黄帝问岐伯："我听说上古时候的人，年龄都能超过百岁，动作不显衰老；现在的人，年龄刚至半百，而动作就都衰弱无力了，这是由于时代不同所造成的呢，还是因为今天的人们不会养生所造成的呢？"岐伯回答说："上古时代的人，那些懂得养生之道的，能够取法于天地阴阳自然变化之理而加以适应，调和养生的办法，使之达到正确的标准。饮食有所节制，作息有所规律，既不妄事操劳，又避免过度的房事，所以能够形神俱旺，协调统一，活到天赋的自然年龄，超过百岁才离开人世；现在的人就不是这样了，以酒为水，滥饮无度，使反常的生活成为习惯，醉酒行房，因恣情纵欲，而使阴精竭绝，因满足嗜好而使真气耗散，不知谨慎地保持精气的充满，不善于统驭精神，而专求心志的一时之快，违逆人生乐趣，起居作息，毫无规律，所以到半百之年就衰老了。"

把"食饮有节，起居有常，不妄作劳"与"少吃，多动，心态平和"对上、做到，基本上就可以实现我这本书的目标：不生病。读了《黄帝内经》，我才搞明白"上医治未病"，即最高明的医生是让人不生病的理念最早也是由此书而来。所以就凭这一点，中医就很伟大，也很科学。之后我每逢中医研讨场合，就会建议医学院校，不论中医西医，必修课必须有《黄帝内经》的素问篇，一方面让学生接受祖国医学中有关上医治未病的预防医学理念和天人合一的整体医学理念，另一方面补充些文言文和人文教育，让学生提高自身文化修养。

2019年10月，全国中医药大会召开，会上传达学习了习近平总书记的重要指示精神和李克强总理的批示，中医又迎来了一个大发展的春天。但是学术界和社会对于"中医"诟病并没有结束，其中有一点值得探讨。

这个问题就是千人一方，长期服药的问题。中医的核心思想是"天人合一"，实践的手段是辨证施治。前者与现代医学的整体医学以及社会——环境心理医学相对应，后者与现代医学的个体化诊疗相对应，都体现出我们先祖的超常智慧和实践能力。但是当商业化的元素掺进中医药后，中医药就容易走偏，并产生不良的影响，其中一点就是千人一方和长期服药。

20世纪90年代初我在第一军医大学（现南方医科大学）创业，那时第一军医大学创办的三九药厂很有名，三九胃泰还开了医药广告的先河。有一次座谈会上，我脱口说了一句"我们现在的三九胃泰广告是违背中医原则的！"的确让在座的领导专家们吓了一跳！这个小伙子怎么敢说三九胃泰的坏话！我接着说，"中医施治的精华就是辨证施治，每个人一天的证型都会有变化，胃炎也应该有虚实、热寒的不同证型，怎么一个方不加辨证就能治疗所有胃炎呢？"这时，三九胃泰的研发者张万岱教授立马接着我的话说，"小王说的有道理，三九胃泰对湿热证胃炎的治疗效果最好，对虚寒证的治疗效果有时不佳。"所以我接着说，"那你们应该分几个剂型（虚寒、湿热）才合理呀"。说完大家都笑了，但最后也没看到三九胃泰有分证的剂型。当时三九药厂有个专家说，"世界上最好的药是吃了就有效，又不能完全治好，还要再吃的药。"其实他想说的是世界上最好赚钱的药。

我问过全小林院士，中医的精华是辨证施治，同一个人一天的阴阳虚实都在变化，一个方子下去，是否应该要再辨证，调整方子才对吧，怎么能一个方子吃一年呢？他回答我说，他有时也会开长方，但是在主症调理到位后的维持方。所以，即便是商业化的中成药，服药者也还是需要间断地找中医大夫进行辨证。

其实传统的中医行医模式十分符合现代医学伦理的要求，悬壶济世，普度众生，患者与医生的纽带是信任。而且中医看病的手法，除了正骨，主要采取的是望闻问切模式，用的工具就是自己的手、眼、鼻、嘴，没有检查费用。开个药方，如果他自己没有药房，连卖药都谈不上。患者交的是诊疗费，越有名，隐居得越深的老中医，诊疗费就越高，收的是辛苦钱和版权费。而现在的中医与西医都一样，诊疗费很低，按老中医诊疗模式，机构运转的维持费都不够。

因此要想借助中医养生，一定要基于辨证施治的原则，不断调理自身的体质转为平和型。这一定是个动态过程，不可能靠一张药方全搞定。民众找中医看病，如果他说的都是西医标准，你还不如去看西医。

长期服用"中药"，特别是没有医生指导下的保健类"中药"，导致肾衰和肝功能受损的例子太多，结果是很糟糕的，一定要辨别这是"真中药"，还是"假中药"，值得在此提醒一下。

第十章　我们为什么睡不着？

　　人类大约有 1/3 的时间是在睡眠当中度过的。睡眠也堪称人的第二大"营养素"，人可以忍受饥饿长达 3 星期之久，但只要连续 5 天无法睡觉，就会死亡。伯克利大学心理学和神经科学的教授 Matthew Waler 在其《我们为何要睡觉》（*Why We Sleep*）一书的卷首语上这样写道，"睡眠对于我们健康的影响，远大于饮食和锻炼，它能提高你的记忆力，增加你的魅力；让你保持苗条，降低食欲；保护你不得癌症和老年痴呆；不让你感冒；降低你得心脏病、心肌梗死和糖尿病等慢性病风险。你会感觉更快乐，不抑郁，不紧张。"

　　原来睡眠对我们是如此重要，但遗憾的是，我们却经常睡不着，睡不好。睡眠障碍已成为继高血压、糖尿病、心脑血管疾病、癌症等最常见的疾病之一，全球几乎每 4 个人中就有一个存在或轻或重的睡眠障碍问题，而且，睡眠障碍可能是所有慢性病的原因。

　　睡眠障碍的表现多种多样，并不完全像普通人理解的那样，就是睡不着或睡不好。中国人民解放军总医院医学睡眠中心的张熙主任告诉我"如果把睡眠障碍的所有表征和机制详细划分的话，大概有 100 种！"所以，每次别人给我提到睡眠问题，我一定要先重复这句话，结果大家都非常吃惊！这说明我们非常讨厌睡不好觉，害怕睡眠障碍带来的生活节奏混乱和慢性病，但实际上我们并不真正了解什么是睡眠障碍。

　　在网上，有关睡眠障碍的信息与焦虑、抑郁症一样多，但也是人们极为隐私，不会公开讨论的话题。此外，与抑郁症等精神性疾病一样，中国成人失眠发生率高达 38.2%，超过 3 亿中国人有睡眠障碍，而且这个数据仍在攀升中，但是其中得到正规的、系统的辨识与诊断，并且接受了治疗的人却寥寥无几。

睡眠障碍的表现如此之多，以任何一种形式按照条目一条条讲解清楚，一定会让人听着迷糊，原来睡眠好的，听完后也睡不着了。所以，我作为一个有过睡眠障碍困惑的普通民众，谈谈我对睡眠障碍的理解和体会。

几个需要了解的概念

民众经常理解的或挂在嘴边的睡眠障碍，就是失眠，就是没睡好。你要是听到一件大好事，你会激动得一夜睡不好，听到一件大坏事，你也会气得或伤心得一夜不睡觉。一夜没睡觉，就是失眠。每个人都会失眠，但失眠只是睡眠障碍的一个表现，不一定是病。如果持续失眠或睡不好觉超过 3 个月，甚至更长，那你就是患上了失眠症，也就是我们所说的睡眠障碍。这一点很重要，因为这里我们说的睡眠障碍大多属于心因性的，本身就受心理暗示的影响。如果有过几次失眠，你就认为是患了睡眠障碍，那你就会越琢磨越焦虑，越焦虑越失眠，最终你就真的变成了睡眠障碍患者。

失眠，也就是我们平常说的睡不好觉，是一种主观的心理表现，不用看睡眠监测仪的结果，我们自己也知道昨天是否睡得好。睡不着或者醒得早，用医生的术语叫作入睡困难或早醒。但有很多类型的睡眠障碍，甚至是那种影响生命健康的类型，患者自己却感受不到。例如，发病率很高的睡眠呼吸暂停综合征（SAS），就是我们俗称的打呼噜，是由肥胖、鼻中隔偏曲、腺样肥大等解剖结构缺陷和内分泌的因素引起的。打呼噜的人会让身边的人睡不着，但自己却没有失眠的感觉，然而到了白天就犯困。甚至还有人认为，打呼噜是睡得香的表现。其实，患此类疾病的患者在夜间经常性出现呼吸窘迫和暂停，从而导致其血氧浓度下降，脏器长期受损，不但会引发一系列疾病，严重的还会在夜间猝死。有一个研发睡眠监测床垫的同仁告诉我，在他们的用户中，有些患者一次憋气（呼吸暂停）的时间超过 3 分钟，当时他们在远程看到这一现象，都以为他死亡了。睡眠障碍还有其他一些分类，如异态睡眠和睡眠相关运动障碍等。

睡眠障碍有时确实很吓人，如夜游、惊叫、抽搐等，这些都不是我想在此讨论的，但是既然提到了睡眠呼吸暂停综合征，我还是要特别强调一下，有些睡眠障碍，尤其是打呼噜这样的睡眠障碍，千万不能服用镇静类的睡眠药物，因为，这些药物会加重呼吸暂停的频数和程度，甚至诱发猝死。特别是一些白天嗜睡的儿童患者，家长更要特别注意！

睡不着是因为我们有心事

焦虑和抑郁是失眠的最主要诱因，而失眠恰恰又是焦虑和抑郁的主要表现。我们失眠是因为我们心里有事。人都是有潜意识的，我们在意识层面有时候认识不到潜在事件对我们的影响，这些事有可能是你一个长期追求的，但还没实现的目标，也有可能是亲密关系中你感受不到爱与安全。入睡困难往往被视为焦虑的表现，而早醒则是抑郁症最常见的症状。因为心中有事导致的失眠，也可以叫作压力性失眠。

所以，要想自我改善睡眠问题，你就得仔细想想你心里还有什么放不下的事，特别是那些可能是你作为长期目标，并在潜意识里导致你一直"心里有事"，但在医生面前却又一下说不出来的事。最常见的事是你对自己进步的期许、升迁、想出人头地等。找到原因，做个决断，放下这些事，或调整自己的目标对改善睡眠非常有用。

知名心理学专家，空军军医大学军事心理系的苗丹民教授就曾多次在公开课中讲到"每个人都是有心理问题的正常人",他自己也曾深受其扰。当年因为要评国家一等奖,在准备材料的多半年时间里,睡眠变得很差,虽然后来的评审结果如愿以偿,经过运动后睡眠也明显改善,但是那段痛苦经历一直令他记忆犹新。

我到我们的医学睡眠中心,请他们那里的医生给我介绍几个由于心里有事而睡不着觉的案例。他们说这种案例太多了。我选了两个,一个是心事浮在表面的,另一个是心事藏在心底的。

第一个案例,患者是个做房地产生意的女老板,由于投资不慎,被骗了近千万的资金导致失眠,每天要吃三种以上治疗睡眠的药,但依旧是经常连着一周每天只睡 2 ～ 3 小时,还都是浅睡眠。她自述非常想睡觉,可是一躺在床上就睡不着。睡眠中心的医生用心理认知疗法,和她谈心,终于让她想通了,钱是身外之物,丢了可以再赚,人的健康是 1,其他的都是 1 字后面的零,健康没有了,1 不在了,其他再多的 0 等于还是个 0。打开她的心结后,又给她实施睡眠限制疗法,让她每天在固定的时间起床和上床睡觉,白天不许睡觉。晚上睡觉前要做腹式呼吸放松反馈训练,睡不着就离开床,她做得挺好,最后只用了一种常规药物,她的失眠问题就彻底解决了。更让人振奋的是,一段时间后再次见到这位患者时,她第一句话是"真谢谢你们,我的'1'好了,后面的'0'跟着就来了!"摆脱心里的负担,改善失眠的治疗就会很有效。

第二个案例,也是个女患者,58 岁,刚退休,由于失眠来到睡眠中心做检测。通过几个量表的评分,判定为中度抑郁。检测前,医学睡眠中心的高技师和她聊天,问她家里最近有什么不好的事发生吗? 她说:"没有呀,我在家里每天很省心,孙子有保姆看着,还负责每天的打扫卫生和做饭,所以我不操心,但就是每晚上睡不着,好容易睡着了,2 小时就醒,醒后又难以入睡。但在快天亮时可以睡一会儿。"

再问她的身体状况，也没有什么明显的器质性疾病，医生也感觉很奇怪，只能一边观察，一边找诱因。

有一天，我碰见了高技师，聊到了这个患者的情况。我虽然不是心理医生，但我坚持认为失眠的人心里一定有事。恰巧，那几天媒体在报道杭州保姆纵火烧死雇主几个孩子的事，那个保姆最终被判了死刑。我当时就问，"你说她刚请了保姆，而且口气还很放心，一个女同志，心这么大的还真不多噢。"她一想，也的确是有点怪。就说，"我再约她来看看。"后来她告诉我，"院长你真神，的确与保姆有关！"

原来这个患者退休前是做会计工作的，心比较细，但家境比较好，性格一直比较开朗。有一天，她偶然在别人那听说有个保姆在谁家干了件坏事。她听完也没太在意，这一问诊，她就回想起来了，当时这件事的确在她脑子里闪了一下，"我家里也有个新来的保姆，不会也干坏事吧？"但这个想法就是一闪念，她也并没把它当回事。跟医生一深聊，自己发现确实是听了别人的谈话，心理上受到了潜在的影响，隐隐约约感觉会发生什么事，但又感觉很模糊。

患者说她对现在这个保姆的评价都很正面，感觉挺满意。因此，医生顺势说，"发生在别人家保姆身上的事一定是小概率的事，关键还是要看人。"她说，"是呀，我真不应该受别人的影响，我现在感觉自己稳得住！"最后，医生建议她，每天参与保姆工作的安排，多跟孙子玩耍，使自己的生活充实些，可能就睡得香了。没过多久，她在回访中告诉医生，睡不着就是以前心底有那个看不见的事，现在全好了。

后来我遇到心理科的吕静医生，问她现在接诊过程中，潜意识里有事，但又讲不清的病例最多的是哪些？她说不论男女，因为在两性关系中感受不到关心和爱，或者说感受到的仅仅是控制，也会出现睡眠问题。她举了个例子：一位 40 多岁的女士，美丽优雅，工作中游刃有余，先生也是社会上的精英人物，算得上郎才女貌，两人又都有运动的习惯，并且业余爱好广泛，一个弹钢琴、一个练书法，的确算得上非常美满的一对。但是，这位女士就是失眠，也说不出任何需要完成或者放不下的事件。吕静医生是个情感心理专家，所以就问她："你觉得你现在和你先生关系还亲近吗？如果让你给你俩的亲密关系打分，10 分最高，0 分最低，你打几分？"问完后，吕静医生迅速与她对视，这位女士忽然眼含泪花，没有评分，只说："他真的很爱我，对我很好，他太忙了，我理解他。他以前追我的时候……"根据她多年的实践，吕静医生应用积极心理学治疗的思路给她做了简单的指引，让他们每天早晚都要拥抱和亲吻，并且每天要记录三件好的事情。几个月后再次见到这位女士时，她说睡得好多了，而且她找到了自己的方法，她会每天主动给老公发微信，写诗，终于又找回到了当初的感觉。这位女士文化水平高，有悟性，一点就通。婚姻生活不是仅仅满足于衣食住行，而且要有情感交流，可是在中国又有多少夫妻能保持刚结婚时的那种浪漫呢？所以，婚姻需要去经营，经营得不好就会失眠！

压在心底的事，的确会让人睡不好觉。30 年前，我读研究生时，有个同所的同学，比我小，但长得有点显老。有一天，我们两个在争论一件什么事，他突然蹦出一句："哼！你欠我的两毛钱菜票还没还呐！"一下让我好尴尬，但我也顿时明白了，他为什么会显得比我老！

如何确定睡眠障碍

很多年前，我在深圳参加一个生命科学峰会，主办单位让我做一个有关健康管理方面的报告，恰好我手上有一套关于穿戴设备的讲演幻灯，所以就讲了个"穿戴设备之我见"。很凑巧，演讲之前，我看到每个主讲的资料袋旁都放了一套睡眠监测肩垫，睡觉时把它垫在肩膀下，就可以监测睡眠的状况。研发的创业经理是一个北京大学毕业的小伙子，很有朝气，设备做得很精美。我跟他说，"我一会想拿你这个设备做例子讲一讲？也许是正面，也许是负面。"他很爽快，说："没关系，你说吧，什么结论我们都会借鉴！"

轮到我讲了，报告的结论就是，"脱离了医学支持的穿戴设备，最后都会沦为玩具！"接着，我举着那个睡眠监测垫说，"刚才会务组发放的这个最新的睡眠监测的肩垫。我见了发明人，年轻有为，产品做得很精美，所以，如果你要问我回去会不会用它，我会说今晚我就会拆开试一试，但是，明天我一起床就会面对两个问题。首先，我不用看这个设备的检测结果，我也会知道自己前一晚睡得好不好，因为失眠是个主观表现，如果我睡得很好，肩垫检测的结果显示我也睡得很好，问题是，那我还要它干什么？如果我没睡好，肩垫也显示我没睡好，那除了说明这个设备监测很精准，它还能帮我做什么？所以，如前所说，我们不能止于仅知道自己睡着还是睡不着，而是要让医生去辨识，精准确定我的睡眠障碍到底属于那几十种中的哪一种，才可能对症下药，精准治疗。"

其实，对睡眠障碍的辩识并不像公众平常想象的那么简单，除了要认真填很多量表外，还要用到多导睡眠监测仪等一系列复杂的仪器，这样医生能全面分析你整个睡眠过程中不同阶段的数据。据此，还可能让你再做一些内分泌的检查，甚至还要做核磁共振检查，确定或排除一些关键的病因。能提供这些检查的，一定是有睡眠障碍诊疗经验医生的专业医学睡眠机构，这类机构目前并不多，但已开始增多，相信未来会越来越多。在排查了器质性疾病引起的睡眠障碍后，就可以考虑去心理科或精神科针对失眠情况进行诊治。

对于大多数民众来说，可以先在专业的线上、线下的医学心理机构中填写和提交抑郁和焦虑的心理量表，这些量表的内容不多，最后会有个得分。你可以带着这些结果去咨询专业人员，如果是近期的结果，会节省到了医院后再做心理测评的时间。当然，这些结果对于医生来说也只是一个参考，专业医生还是会根据你的症状，询问你的病史，观察你的行为等等，而进行诊断与治疗。

放下——最有效的疗伤法宝

睡不好觉，自己最知道，睡不好觉的危害大家基本也知道。长期睡不好觉，对身体造成的危害很大，所以，有持续睡眠障碍的现象，就得抓紧去检查，抓紧去治疗。与其他慢性病不同，有睡眠障碍的人很容易想到去吃药，但是坚持吃药、吃对了药的人却很少。而对于药物，大多数民众担心的是药物成瘾性。但实际上，现在改善睡眠的药物种类很多，相对来说成瘾性都比较低，如果吃药能睡好，那吃药还是最简单的干预方法。关键是，吃什么药，怎么吃，实在是要专业医生才能决策，不要靠自己的判断来决定。

其实，根据我自己的经历和观察，与其害怕睡眠药物的成瘾性，还不如关注药物可能引发的其他副作用和意外伤害。我有一次在睡前吃了一片思诺思（快速入睡型），第二天，我夫人就问我昨晚怎么了？我说啥叫怎么了？她说，"我看到你从客厅晃头晃脑走过来，还以为你是故意的，结果走到了床边，你就一头倒下去，顷刻就睡着了，嘴角还流口水，怎么叫也不醒，是我把你扶正睡下的，你记不起来吗？"我真的一点也记不起了。此后不久，在我们一家休假时，这件事又重演了一遍，这次吃的是医生开的另一种新药，劳拉西泮，后来我夫人说，我吃完药后不久就陷入深睡，千呼万唤醒不来，不过这次是倒在沙发上，把我抬上床她们娘俩的确费了很大劲。第二天，除了记得吃了药，其他一概记不起来。这个时候，我才真正关注睡眠药物的其他副作用。

我提醒大家，如果你必须吃这些睡眠药，就必须躺到床上以后再服药，并且要给家人提前说一下。前不久，我去看望我们的老所长，他80多岁了，是个知名老年医学专家，身体还很不错，一进门我就发现哪里不对劲，他腿上敷着药，我问这是怎么了？他说晚上起床，腿软，摔了一跤！又是服用了思诺思！

除了跌倒，睡眠药还有其他副作用，我也是偶然知道的。一次是我突然出现了无征兆的严重便秘，严重到不可想象。我怎么也没想通，到底啥是它的诱因。直到有一次，我带个老大姐去找医学睡眠中心的张熙主任谈点事。老大姐讲起她在服安眠药，看来她是个服药"老革命"，几乎所有安眠药她都知道。他们聊的过程中，我才知道，有些睡眠药会让人产生饥饿感，到半夜会压抑不住地要进食，带来新的健康问题。有些药则恰恰会引起便秘！真是任何一个健康和医疗问题的背后都藏着大学问。

当然，即便吃对了药，睡眠障碍也不像你想象的那么容易被彻底纠正或改善，因为几乎每个人心底都有难以摆脱的心事，**比药物更简单有效的法宝就是放下**。我这里所说的放下，不是对那些藏在心里的事说的，而是对睡不好觉这件事说的，也即，睡不好就睡不好呗！其实这与心理科医生的一句经典口号异曲同工，那就是："**失眠本身不可怕，害怕失眠才可怕。**"

跨洋治好几个睡不着觉的朋友

几年前的一天，我有个朋友很兴奋地对我说："王院长，我用您的方法跨洋让我几个睡眠障碍的朋友能睡着了。"我听了一愣，我的啥方法？我马上想起来了，是我前不久告诉他的一个"绝招"。但这得从很多年前说起。

我四十岁出头时，由于工作压力比较大，可能得了现在说的焦虑症。但主要症状表现在胃肠道上，也就是总是腹泻，老往厕所跑，这叫作肠易激综合征（IBS），是焦虑症的一个典型躯干病。当时，我隐约记得地西泮有抗焦虑作用，所以我就服用地西泮，好像有点效果。后来，我参加了浙江金华二中的一个校庆，期间，遇到301医院南楼消化科知名专家王孟薇教授，我把我的情况一说，她说，"你用药的方向是对的，但是地西泮不好用，我推荐你服用一个药，叫黛力新。"我跑到医院去问，都说没这个药。最后在我家门口的药店里找到了这个药。一看说明书，原来是一种抑郁和精神双重调节的药，当时还搞得我有点小难堪，怎么拉肚子要服用治精神疾病的药？

但是我还是听了王教授的话吃了药，结果第二天早上，一觉睡到近8点才醒来，确实发现这个药促进睡眠的效果挺好。现在看一点不奇怪，焦虑的表现之一就是睡眠不好。所以在一次聚餐时，我用这件事与大家闲聊。没想到说者无心，听者有心。过了不久，上次聚餐的一个朋友就给我报喜，说，"王院长，我用你那个药一次就把我妈20年的失眠治好了！"我当时听了都愣住了，"我的哪个药呀？""黛力新。"我在后来了解了睡眠障碍，了解了抑郁症，再回过头看，黛力新有这个效果很正常。但在当时，感觉还真有点神。后来我琢磨，除了药效外，心理暗示可能对疗效更重要,因为他对他母亲介绍这个药的过程就充满了神奇的味道。后来,我也逐渐了解到,不管是黛力新,还是类似的新药,百忧解、来士普、欣百达等,治疗机制都是增加大脑的5-羟色胺、去甲肾上腺素和多巴胺等神经递质,当这些递质升高后,失眠、不良情绪以及一些躯体不适症状都会得到改善。其实,增加大脑多巴胺的非药物治疗的一个捷径,就是运动,在前面的章节中我也提到过。遗憾的是,不是所有人运动后多巴胺会分泌增加,我大概就属于这类人。

回过来还说前面这件事,有了之前的经验,我逢机会就给别人分享黛力新的故事。有一次,又是一桌人,我讲完这个故事,大家都很开心,但突然发现坐在我对面的一个女士,用很严肃的眼神盯着我。她说,"王院长,你说得太轻松了,你知道吗?睡不着觉,想死的心都会有!"这一说,倒一下把我给镇住了,大家全都把脸转向了我,气氛一下变得有些紧张。我停了停对她说,"我同意你的观点,但我想问你一个问题,请问!你睡不着觉,会死吗?""那倒不会",这位女士和同桌的人都被这个问题问得有点措手不及。我马上接着说,"不会死你还在乎什么,睡不着就睡不着呗,该干什么就干什么!"(其实,这就心理医生常用的宝典"顺其自然,为所当为")

结果,包括这位女士,大家都开怀大笑起来。在那位女士的脸上,我看得出那种突然的顿悟和释然。结果,这个结论把我自己也吓了一大跳,原来治疗睡眠障碍可以这么简单,"既然死不了,管他睡得着,还是睡不着!"

我的这个想法很快就得到了权威人士们的认同。睡眠障碍专家俞梦孙院士告诉我，睡眠障碍治疗的首要方法，就是患者要自己能放下。真是说到我的心坎上了。现在把故事转回来，我的那个朋友就是用"请问！睡不着，你会立刻死吗？"作为王氏新疗法，跨洋救治了他的几个睡眠障碍的朋友。

　　评论：比药物更简单有效的法宝就是放下。

　　放下，其实不但对纠正睡眠障碍有效，对抑郁症也有效，而且对我们整个人生的困境都有效！

　　张熙主任的医学睡眠中心，其实是与我一起创立的，我们所派过去的高宇红技师看了我写的这一段，给了很好的意见。她说，你讲的"放下"说得太对了，用我们专业术语叫"释怀"，而且可以训练。你心中有多大的事，经过训练也能在 2 分钟内睡着。真神奇，还是得听专业的建议。所以我就把它记录在这，算是送给读者的一个小贴士。如果你立竿见影收到了效果，你就感谢一下我们的高技师！

释怀——秒杀失眠的绝招

　　每个人都有钻牛角尖的时候，有些人会自己调整情绪，及时掉头走出来。但是有些人就不那么容易摆脱那些想法，一直想着那件事，如果处理不好，就会走上极端。

120秒内入睡！美国飞行员睡眠训练法

　　这是美军在第二次世界大战期间提倡的睡眠训练。由于高度精神压力和应激反应，许多人即使停止作战任务也无法放松，如果战士不能获得充足的睡眠，长期缺乏睡眠会令他们疲惫不堪，做出糟糕的决定，导致严重后果。所以，美国海军飞行员学校开发了一种科学方法，可以让飞行员在2分钟内入睡。事实证明，6周训练之后，即使刚喝完咖啡，或周围环境嘈杂的状况下，96%的飞行员可以在小于等于2分钟进入深度睡眠。那接下来的步骤就全靠全身的放松了！

　　首先，把你的脸想象成你情绪的中心，闭上眼睛，缓慢而又深沉地呼吸。然后，放松脸部的43块肌肉，舒展前额。当你觉得脸部肌肉已经完全得到了放松，再配合缓慢地呼气，此时眼睛仍然是闭着的，同时眼部也柔软而舒适的。有6块肌肉负责控制你的眼窝，所以要感觉让它们完全松弛下来。当全脸得到完全放松，面部肌肉变得无力时，大脑就会发出信号——入睡吧。

　　然后从肩膀开始下一步放松。尽可能地低垂双肩，仿佛双肩失去了重量，失去了脖子后面的知觉，进一步松弛肩部肌肉，深深地吸气，再慢慢地呼气，将所有紧张感剥离你的身体。接下来舒展你的双臂，慢慢放松整条手臂，仿佛双臂也失去了重量，如果这一步存在困难，可以先绷紧双臂肌肉然后骤然撤去力量，专注于让双臂无力，最后，逐渐舒展手和手指，将他们轻轻舒展开，放置在大腿上，两只手可渐次完成。此时，上半身柔软的就像它正在下沉一样。

　　此刻到放松下半身了。先放松下肢右侧，将右侧大腿和小腿放松，仿佛它们也失去了力量。逐步延伸脚踝和脚，当下肢右侧取得了成功时，开始左侧的放松，重复这一方法。当腿部感到完全无力，说明下半身的放松也取得了成功。现在你的肢体已经得到由内而外的放松了，每一块肌肉都变得松弛无力，仿佛失去了重量。现在你只剩下的最后一件事情还没有完成，就是将这种完全放松的状态转变为深度睡眠。此时给大脑 10 秒钟清空一切信息，不再思考今天存在的问题，不再思考工作中的困境、生活中的困惑、不再思考何时起床等等事情，不再思考一切需要动脑的事情，任何一个思绪，都无法清空大脑。你只需要保持头脑始终如一的平静与冷静，想象你躺在一个漆黑、静谧而又安全的空间，躺在一张舒适柔软的床上，保持这个画面超过 10 秒钟，如果失败，告诉自己再来一次。通过这些步骤的反复训练，瞬间入睡对你来说不是难事，不管你周围多么嘈杂，也不管你今天是否高度紧张。

第十一章 抑郁是病吗？

抑郁症是会致命的病

我们经常说要身心健康。但要说一个身心都不健康的病，当属抑郁症。其实，抑郁症非常普遍，正如一位国际抑郁症专家所说，至少有 1/5 的人经历过或轻或重的抑郁症。焦虑和抑郁原本是人类情绪中的一部分，有着确切的心理和生理基础。但真正被诊断为抑郁症的人，特别是进入到中重度抑郁症的人，它是有明确的脑功能损害的，这种损害就好像高血压、高血脂和高血糖一样，当达到一定程度时，单靠自我的意志调整几乎见不了效果，甚至还会陷入越走越深的恶性循环。

抑郁症的分类还不太统一，有按类型分的，也有按疾病进程分的。国内常用的分类方法是轻、中、重分类，这种分类的好处是容易感知疾病的紧迫性和指导治疗的分层。

在知乎上有篇文章提出将分类与疾病的病理特征相结合，我感觉比较合理，而且也比较容易理解抑郁症的核心，作者将抑郁症分为单相抑郁症以及双相抑郁症（躁郁症）。两种类型的抑郁症患者比例基本一致。尽管单相抑郁症与双相抑郁症的性质与治疗方法迥异，但两者表现却异常相似，对经验不足的医师来说很难区分，有可能造成误诊。所以对于抑郁症，建议大家一定要重视，不要有病耻感，尽早寻求经验丰富的医生的帮助，以免贻误病情。

与情绪有关的主要神经递质有 5- 羟色胺、多巴胺和去甲肾上腺素。5- 羟色胺让人情绪平静稳定，如果分泌不足就会产生抑郁情绪。去甲肾上腺素、多巴胺让人感觉精力旺盛、情绪饱满、感觉振奋。

相对来说食草动物分泌更多的 5- 羟色胺，所以性格相对温和，表现得稳定平静、温柔善良，而食肉猛兽分泌更多的多巴胺和去甲肾上腺素，所以性格更具攻击性，表现得暴戾。

而对于人类来说，单相抑郁症患者大脑分泌的神经递质 5- 羟色胺、多巴胺与甲肾上腺素均不足，他们大多表现为整日疲乏，情绪长期低落，工作生活缺乏动力，性格也表现得相对内向，看待事物多悲观。而双相障碍患者大脑分泌大量的多巴胺、去甲肾上腺素等神经递质，极少分泌 5- 羟色胺等神经递质，所以大多表现为精力充沛、攻击性强，看待事物更加暴躁、偏激。

现在网上提供的抑郁症知识和上网查"抑郁症"的人一样很多，但是网上的分享有时并不科学，甚至有的描述会令我们"误入歧途"。虽然说我们要关注自己的情绪，但并不是一有不开心就考虑自己是抑郁症。人有七情六欲，喜怒悲哀，我们经常会因为有人离去而悲伤，也因事情不顺感到苦恼、发愁，但这并不等同于抑郁症，只有当这些悲伤和苦恼长期挥之不去，并改变了人的意志、行为和生活动力，才应考虑患抑郁症的可能。相反，还有很多人从不表现为情绪问题，他们表面看起来非常阳光，这类群体也不一定没有抑郁症，因为这一部分人的表现非常隐匿，他们内心的冲突会通过躯体的不适来表达。

抑郁最常见的表现就是心情低落，用一句话说就是"懒"，懒到什么兴趣也提不起来，即便是你原先最喜欢做的事也懒得去做。有的人变得不愿与人交往，总想独处，常常感到委屈，老觉得别人对自己不好、身边的人都对不起自己，更有甚者除了窝在床上不动，其他什么事也不想做，连吃饭都感觉太繁琐，但又睡不好觉，时常觉得自己整夜未眠，没有食欲、吃不下饭，最夸张的一周体重会下降 20 斤。

我到网上搜了搜抑郁症相关的电影，结果还真搜出个丹麦电影《忧郁症》（*Melancholia*），好像讲有个叫忧郁的蓝星星，号称会在主角婚礼那几天与地球相撞。片中的新娘表现的是个典型的双相抑郁症患者，在婚礼上一会高兴地唱歌跳舞，一会又躲起来不想见人。但她真正与抑郁症症状最符合的是在电影下半段。这时候她已经病到只会天天蜷成一团缩在床上，永远不想起床，她姐姐把她强行拉起来去洗澡，到了浴缸前，脱了衣服，却怎么也不想抬脚。她姐姐提起她的脚，想强行让她跨进浴缸，结果也没成功，被提起的腿又很快退缩回去了。她姐姐做了她从小就特别爱吃的烤肉来引诱她，她在入座前闻到了肉香，竟然露出了难得的笑脸，但肉一进口，立马又被她吐了出来，哭丧着脸，说尝着像灰土，看着都烦人。这场电影的确名副其实，从头到尾场景朦胧，色调情节忧郁。我没想到忧郁的感染性这么强，当我在床上看完电影，再重新回到电脑前开始这段抑郁症的描述，已经是第二天的晚上了。过去这一天中，我窝在床上，脑子里不断地命令着自己，起床、起床，但所有四肢都慵懒无力，如果不是一个重要的电话，也许我会在今天的半夜才起床，所以每个人，包括我都有可能患上抑郁症。

后来，我们与心理科吕静医生一起讨论起这个电影，她告诉我两个要点。第一，对抑郁症心理行为的治疗中，如果能让一个整天躺在床上不动的患者从床上滚到地上来就算是前进了一大步。第二，外部信息，包括电影电视、文字报道，甚至别人跟你八卦的一件事都可能影响到我们的情绪。比如，这次疫情中频频曝光的一件件揪心的事件或不良场景都有可能引起正常人出现替代性创伤，从而表现出情绪问题。所以，多看积极阳光的新闻、正能量的影视作品，或者听听流行的音乐，都可能会让我们高兴点儿。当你深入了解任何一个抑郁症患者的内心，扑面而来的，尽是深深的绝望和挣扎，而你能看到的抑郁症群体，不过是中国庞大抑郁症患者群的冰山一角。

新近发布的《2019 中国抑郁症领域白皮书》显示，全球有超过 3.5 亿人罹患抑郁症，近十年来患者增速约 18%。而根据世界卫生组织数据估算，中国患抑郁症人数逾 9500 万。截至 2019 年 12 月，新浪微博"抑郁"相关话题累计阅读量、百度"抑郁"相关贴吧累计发帖量、知乎"抑郁"相关问题关注量等数据，都显示抑郁症成了民众相当关注的问题，如同抑郁症本身，越关注，越抑郁。

从统计数据来看，超过 35 岁的抑郁症患者达到了 67%，抑郁症高发期为 55～74 岁，而 60～64 岁女性为抑郁症高发人群（发病率接近 8%），女性抑郁症患病率（＞5.1%）高于男性（＞3.6%）。最糟糕的是，如同其他慢性病一样，在中国抑郁症也严重波及青少年。据此白皮书称，中国学生群体的抑郁症发病率已高达 23.8%。而世界卫生组织另一项调查也指出，1/4 中国大学生承认有过抑郁症状！

而抑郁症最大的危害就是自残和自杀。2/3 的抑郁症患者有自杀倾向，一半抑郁症患者曾有自残行为。我国的自杀率为 22.2 人/10 万，而这一部分自杀身亡者，超过 46% 的都患有精神类疾病，这对家庭和社会造成的影响不言而喻。2019 年，在中国，抑郁症的终身患病率为 6.9%，一年患病率为 3.6%。然而，到目前为止，中国超过 9500 万的抑郁症患者中接受正规治疗的却不足 7%。

一个难以相信的抑郁症悲剧

我第一次听到抑郁症是 20 多年前的事了。由于故事太极端，所以别人一讲到抑郁症的后果，我就会想起这件事。我的朋友曾告诉过我一件真事。20 世纪 90 年代，大家都盼望出国，有一个科研团体，大概五六个人到瑞士去访问，期间接待方安排他们到一个景区去观光，因为距离原来的驻地太远，所以接待方很热情地在景区附近安排他们在一间别墅样的宾馆住了一晚，大家都很开心。结果悲剧发生了，其中一个团员夜间梦游摸到一把厨刀，刺杀了两个还是三个团友。事件发生后，大家都感到震惊，不相信这个平时表现得如此儒雅的人会做出这样不仁义的事。后来一调查，才知道他是个重度抑郁症患者，一直在服药。那天原本计划游览完毕晚上是要回原宾馆的，所以大家都没带行李，他也没带药。一天没服药就发生了这样的惨剧，实在不得不让人扼腕叹息！

　　评论：抑郁症不单是关乎患者，也关乎家庭、朋友和社会，是个会让人致命的病，必须要重视！

抑郁症不分贫富

　　甚至到了 20 世纪 90 年代，西方国家的学者还一直认为抑郁症主要见于中产阶级以上的人群。知乎网上的另一篇文章，《写给抑郁症患者的一篇短文》受到广泛的关注和转载，文中列举了很多罹患抑郁症，甚至走上绝路的中外名人：如荣获诺贝尔文学奖的《老人与海》的美国著名作家海明威与伟大的物理学家、天文学家、数学家牛顿。海明威的生活经历并非像人们想象的那样充满浪漫与激情，相反，他饱受抑郁症的痛苦。《老人与海》中主人公与鲨鱼搏斗的内心活动，正是海明威矛盾心态的展示：他快要被摧垮了，还在苦苦支撑。他一边写作，一边提醒、鼓励自己，希望重新振作起来，但是，抑郁之网将他紧紧缠裹着，60 多岁时，他终于把枪口含在嘴里，饮弹身亡。

　　患过抑郁症的还有林肯、罗斯福、丘吉尔、达尔文、凡·高、戴安娜王妃等。香港演员张国荣因抑郁症而自杀，也是国内娱乐圈挥之不去的痛。所以有人称抑郁症是劫夺人类灵魂的蓝色病毒，是世界第一号心理杀手。

　　正如安德鲁·所罗门在一次讲演中提到的，20世纪90年代，他与同事在研究中发现，华盛顿特区的贫民同样高发抑郁症。他们举了个例子，这个妇女叫罗莉，有7个孩子，因为生病辞去了工作守在家里。她说她每天都不开心，也无法与孩子交流，早上抓紧把孩子送走，为的就是赶紧缩回被窝躺着，下午三点孩子们就回来了，感觉时间过得真快。经过她同事的治疗后，罗莉和家庭的生活完全变了，她在海军幼儿园找到了工作，孩子们与她很融洽，大家都变得很开心。

　　《2019中国抑郁症领域白皮书》中披露，世界卫生组织公布的最新统计数据显示，全球抑郁症患者中，有近一半生活在东南亚地区和西太平洋地区，包括印度和中国。而在国内，除内蒙古、新疆等地无数据外，重度抑郁症患者占比最高的是陕西、甘肃、福建等地区，江苏、上海等地重度抑郁症患者占比相对较少，显然抑郁症的发病与生活环境和压力相关联。只不过生活条件好的人群出现抑郁症症状时他们更容易产生警觉，尽早就医。而生活压力大的人群，抑郁症的症状本身与他们的困惑交织在一起，难以区分或察觉。

　　抑郁症患者不正确的社会观念和患者自身的病耻感是阻碍这类患者及时就医的最大障碍。同时，过于夸大的药物毒副作用及药物依赖性，让很多患者对药物干预有强烈的抵触感。其实，与重症抑郁症可能自杀或自残的严重后果相比，这些药物可能出现的副作用几乎微不足道。另外一个原因是有专业资质的心理医生数量实在太少，还需要社会各界持之以恒的努力才能改善抑郁症患者的就医情况。

隐匿性抑郁——让人最恼火的疾病

如果是自己查百度，会以为抑郁症的诊断似乎不难。当然，如果找对医生确实不难，因为此病是精神或心理科的常见疾病，有一定临床经验的医生会根据《精神障碍诊断与统计手册》（第 5 版）（DSM-5）的指南来确诊此病。抑郁的临床核心症状主要为心境低落、兴趣丧失以及缺乏动力。当你有这些情绪上的表现，又关注过抑郁症，你势必会去看医生，或在网上咨询，就比较容易获得诊断。但是，很多情况下，抑郁症的表现可能与想象中的主观判断差距很远，比如某个人得了很多年的胃病，最后才清楚是焦虑和抑郁导致的。

这类以躯体症状为表现的抑郁，最为隐匿，被称为隐匿性抑郁症，很容易被忽视。隐匿性抑郁常引起机体反复或者持续的不适，表现在胃肠道为恶心、厌食、腹胀、便秘，表现在心脏为胸闷、气短、心悸，或者是无器质性改变的疼痛等。而抑郁情绪却往往被躯体症状所掩盖，即便意识到自己的情绪问题，这类患者会想，"我当然抑郁啦，抑郁是因为身上这么难受才出现的啊，这么痛苦的情况下谁还能高兴得起来啊！"所以，患者往往陷在这种因果悖论中，认为全身疾病状态的根源是疼痛的问题，是消化道的问题，所以他们大多不会想到去找心理科医生。

其实，在这群人里有部分比较幸运，因为有一些消化科、呼吸科、心内科和风湿科的医生有心身医学的理念，他们能认识到患者目前的症状是与情绪相关的，会将他们转介给心理科医生，或者一些有经验的专家自己也会给患者开一些抗焦虑或抑郁的药物进行干预，患者吃上药有了效果，也感觉舒服了，这才承认自己各类症状的根源是抑郁症。

前面我说过，我很早就知道我会焦虑，但不是表现在情绪上，而是在胃肠反应上，也就是老要上厕所，但又不是炎症性腹泻，现在称之为肠易激综合征（IBS）。后来碰到中国人民解放军总医院的消化科专家王孟薇教授，她推荐我吃黛力新，我一看是抗焦虑和抑郁双重效应的药，硬着头皮吃了，不但拉肚子治好了，睡眠也变好了。那年我40出头，顺着这个线索，我才关注起焦虑、抑郁和睡眠障碍。睡眠障碍是和中国人焦虑与抑郁症最常见的合并症状，而IBS和"胃病"也是抑郁症最容易混淆的躯体化症状。有很多人常年"胃不好"，胃肠镜检查也没有什么大问题，按照胃炎治疗时好时坏，其实这时候最好考虑是有抑郁症。

因为大脑神经递质的紊乱引发我们出现的这些症状，应用抗焦虑和抑郁的药物后即药到病除。遗憾的是，很多隐匿性抑郁症患者常年受到躯体症状的困扰，极度苦恼，医生也把它当作疑难杂症，让患者会一直跑在无解的有病乱投医的道路上。

隐匿性抑郁症，或者叫躯干转移性抑郁症的表现有时可谓五花八门，连很有经验的医生都会感到奇怪。比如有些有明显运动和语言障碍的患者，四处求医未果，结果偶尔陪着别人去看心理医生时，有机会顺带与医生聊聊自己的病，聊着聊着就好像拨开云雾见月明，之前的能力顷刻就回来了！不能动的四肢突然可以动了，语词不清的情况也逐渐改善，说话越来越流畅了。其实，这是由于他们内心潜在的一些问题或者成长过程中的问题没有得到处理，一直积压心底，并通过身体来表达。心理医生大多都会通过心理治疗来治疗抑郁，即便门诊时间没有办法系统进行治疗，但通过暗示或者认知层面的纠正也会令患者豁然开朗。"所有身体的不适都是在诉说心里的委屈"，这句话是心理科吕静医生最近特别爱对有躯体症状的患者说的一句话。

介绍这些典型抑郁症状之外的病例，无非是在感叹生命的千姿百态和疾病的不可确定性，同时也提醒读者，对待疾病，要充分利用互联网的优势，拓展思路。如果自己亲人无缘无故的这疼那疼，这里难受，那里难受，又查不出什么器质性的病变，不能说百分之一百，起码七成以上的可能性，是他或她焦虑或抑郁了。

最大的伤害是把抑郁症当成"伪病"

到今天，中国的抑郁症研究和临床实践已基本与国际接轨，每个大医院心理科接待最多的患者也是抑郁症患者，而且社会对抑郁症的关注也极为活跃，但敢于公开承认自己有抑郁症的人却很少。道理很简单，如果正开会讨论让你去一个重要岗位，大部分班子成员都同意，但突然有人冒出一句话"好像他有抑郁症"，抑郁症？大家脑子里百分之八十就会与精神病相关联，除非这个岗位正好需要的就是个神经兮兮的人，否则你到这个岗位的机会立马就归了零。

虽然抑郁症患者的大脑有了病理改变，但并不妨碍他们正常的社会交流。有些患者，如我一样，白天工作，交际没有问题，但一到夜深人静时，就像反刍动物一样，脑子会把那些不好的事情又翻出来，不可控制地嚼了一遍又一遍（这叫思维反刍，是最折磨人的）。所以，患者在别人面前说自己得了抑郁症，别人反倒不相信。

2015年，我父亲走得很突然，随后母亲又瘫痪在床4年多，即使牵挂，我也鲜有时间回去照料，心里常有不甘，慢慢地，抑郁症的症状就出来了——睡眠障碍，思维反刍。2018年10月，国内目前规模最大的世界生命科学大会在北京召开，由中国科学技术协会生命科学学会联合体承办，当年的轮值学会是中国免疫学会，我是免疫学会的副理事长，就被找去协办。原来以为就是帮帮忙，结果被他们"连蒙带哄"，苦干5个月顺利完成了任务，大会如期举办，按照大会中方主席陈竺的话说，"是一届超越了学术的大会！"用外方主席戴维·巴尔的摩的话说，"成效远远超过上一届！"大家聚在一起庆祝时我先说了一句，"为了这个会，我吃了大半年的抗抑郁药。"原本是想把功劳苦劳一并表一表，结果饶子和院士站起来，接着我的话像是在宣布："全世界的人都得了抑郁症，也轮不着小宁你！"所以大部分的抑郁症是藏着不敢说，像我这种敢说出来的竟然没人相信。既然大家都不信，那你就是没病，这也算是治疗的一个手段。

抑郁症的病理机制很清楚，5-羟色胺、多巴胺和肾上腺素上不来，所以思维反刍，提不起劲。药物干预也都是围绕着这个机制进行的，效果一般都挺好。有些人可能需要长期服药，但是主观的心态调整依旧非常重要。心理性疾病，包括睡眠障碍，如上所述，治疗的一个基本原则是"放下"，不把病当作病。其中公开和交流是最重要的，防止走向极端更为重要。

我到北京大学给学生做过个健康管理的报告，他们说最好能说说抑郁症。我就用了两张幻灯片。第一张，表现，懒和跑厕所；第二张，干预和治疗，放下。所以我说，这堂课后，如果同学间能互相交流吃的什么抗抑郁的药，那你们的班主任和系主任会很开心！

抑郁症的诊疗障碍还是病耻感

上网检索一下抑郁症，其中百分之九十以上条目会说，抑郁症不难治，药物可以控制，但是中国已有的几千万抑郁症患者，只有很少一部分在接受正规治疗。偷偷在家吃药的也不知道有多少，最后，一跳楼，就揭露出生前罹患抑郁症，曾长期与抑郁症作斗争，生前这一段时间战斗很惨烈、很孤独，人走了，大家才知道。《2019年中国抑郁症领域白皮书》揭示，超过九成的患者在被确诊时的感受集中在"释然淡定""积极面对"和"难以接受"三类。越是地位高、金钱多的人越是难以接受，越难以接受就越不愿意被披露。我在之前说过，阻碍民众健康查体的是病耻感。而研究报道，病耻感发生率最集中的是精神类疾病，抑郁症算是一个。

改革开放前，中国对抑郁症这个病不甚了解，所以很多人不知道心情不好有可能是疾病，不知道这种情况还需要就诊和治疗。大众通常认为不就是心里边没想通嘛，调整调整不就好了吗？所以和精神、心理相关的不正常表现，轻的是思想态度问题，重的就是精神疾病。对于表现比较轻的症状大家认为这些算什么呢？心理的毛病这都没有实质的病灶，还用去看吗？这又不像高血压、糖尿病的确对身体带来了器质性危害，殊不知情绪对个体的危害更大。再说了，得这种病去看医生也挺丢人的，如果自己得心理疾病，不就说明自己意志力不够坚定吗？毅力不够强吗？人们接受躯体不健康的人，却听不得心理不够强大的说法，这也是我们的一种偏见。

一张床上躺着两个吃同样药物的抑郁症患者

知名美国作家安德鲁·所罗门经历了三次重度抑郁症的困扰，最终战胜了病魔，并成为一名抑郁症治疗的专家，他把他的经历和对大量患者访谈的体会写成了一本畅销书《走出忧郁——一部让世界瞩目的希望之书》（*The Noonday Demon*），影响非常大，也是我读过的这类书中文采最棒，最能抓住人心的书。他被邀请到 TED 做讲演。其间他举了一个很生动的例子，用来说明抑郁症患者面临的窘境和病耻感。他说在一个国际会议上，他做完报告后，有一位女教授找他咨询，说她已备受抑郁症困扰很久，一直在服药，希望听听他的意见。在咨询结束时，这个教授很认真地对所罗门说，"我希望我患有抑郁症的事别让我先生知道。"所罗门回答，"当然，一定！"第二天，这个教授的丈夫也找到所罗门，请教的是同样的问题，最后的请求竟然与她夫人一模一样！一张床上躺着两个抑郁症患者，吃着同样的药，双方却相互不知道。

他们互相不告诉对方的想法：一方面是怕引起对方的紧张，造成不必要的负担；而另一方面可能是当你告诉你的配偶你有抑郁症，他或她反而会认为你矫情，在找不想干事的理由。用专业的表述就是他们认为你是个"伪病"。

评论：抑郁症药物干预的疗效很确切，最大障碍还是患者的病耻感，让他们失去最佳的治疗机会。

还有一种人不愿意承认自己抑郁了，是因为这类人把心理疾病和"神经病"挂钩，很多人错把情绪问题当作精神问题，不敢接受事实，害怕自己被人叫"疯子"。也真有主动就医的患者常常问医生："医生，您说我这个病如果治不好发展下去会成精神分裂吗？"医生当然会告诉你："因为这是两个病，所以没有必然因果关系，但是也有一些比较重的抑郁会出现精神病性症状，比如幻听啊、妄想啊。这类症状随着抑郁的好转也会很快消失，所以不用担心。极个别的抑郁会发展为精神分裂，也是由于外界刺激、环境或者他个人基因决定的，这在临床极为少见。"比较多见的是，很多经验不足的医生会把这类抑郁伴发精神病性症状的患者误诊，当作精神分裂症治疗，是件很遗憾的事，所以找对医生特别重要，也正因为如此，对抑郁症的科学普及才迫在眉睫。

你关怀抑郁症患者的话恰好是给他喂"毒药"

即便到了 21 世纪的今天，抑郁症将成为影响人类健康的第二大杀手，但大家对它的认识还是不够，特别是身边的人不能够理解这些患者，常常会对他们说："你不要那么想。"而这句话就拉开了你们的距离，因为事实上他们不并愿意那样想和那样做，但是他们控制不住，陷入那种状态，这不是当事人能控制的。所以，家人和朋友的支持与陪伴对他们来说特别重要。其实作为抑郁症的朋友，你对他们的好心宽慰和鼓励恰恰起到相反的作用。你出于一种善良的心愿，怜悯抑郁症患者，往往想用语言去宽慰、鼓励抑郁症患者，但他们忘了，你所提的"比你悲惨的还很多，你要对的起关爱你的人，不能这样消沉下去，要坚强，要充实自己"，其实这些都是废话，他们得了抑郁症的困惑就是实现不了你的宽慰和鼓励。如果轻易能够做到，那他们就不会得抑郁症了。

抑郁症患者通常有两个核心信念：一是无助。例如"我是无能的""我是无用的""我是被遗忘的"……二是自我评价低。例如"我是不受欢迎的""我是孤独的"……特别是在大多数群体中，这两种信念往往同时存在，深深困扰着抑郁症患者。那我们做点什么可以帮到他们呢？有一个微博博主 Boogie，是一个"小仙女"，曾经发布过一条动态，上边写着她抑郁后最不想听到的话，包括以下几条：①会好的；②加油；③我理解你；④死都不怕，还怕活着吗？⑤多想点开心的事；⑥你运动起来就好了；⑦你就是想太多。看看这些话，你中了几条？是不是曾经对你身边那些受伤的人说过，有时候我们的好心反而办了坏事，也许这种话会让他们疏离和不愿意沟通甚至出现隐瞒。2018 年 11 月底有个小女孩到吕静大夫那去就医，表现得满满的生无可恋。孩子其实是个好孩子，小学时因为偷了一支铅笔，曾遭受过校园霸凌，受到很多同学恶毒语言的攻击和肢体的暴力。后来同学们道歉了，她跟妈妈说这事时，妈妈说的话居然是："都过去了你就别再想了，那么多高兴的事你可以想啊。"完全忽视了孩子感受。即便这次就医也是在孩子强烈的要求下，才成行的。而且遗憾的是，吕静医生已经在病历里写着严密注意患者安全，严防意外，家长依然不重视。去年清明节前孩子自杀了，永远地离开了人间。

那么，除了对他们说"你真的很棒"和"我爱你"，怎么做才能真正帮到我们所爱的人呢？除了陪伴和支持之外，作为他们的家人，我们要保持自己的情绪稳定，不能今天看到他不开心，我们小心翼翼，明天他刚好些，我们又开始骂骂咧咧。如果他想诉说我们就听着，如果他不想说，我们就陪他坐一会儿也是极好的。有时候一个拥抱、一张纸巾、一杯温水的力量已经足够强大。最重要的是，带他们看医生，及时就医是重中之重！抑郁症已经是常见病，很多医生可以给患者提供帮助，及时就医对于患者的预后特别重要。而且千万不要在患者治疗一段时间效果很好但是又不到疗程时，家人撺掇他／她停药，这一定是在害他／她，一旦复发后反而会延长他／她服药的时间。

勇于放下与面对，对抑郁症的治疗依旧是法宝，但需要特别指出的是药物和心理干预都很重要！心理科吕静医生强调：重要的事情说三遍！三遍！三遍！纵观当今国内外治疗思路，普遍现象是临床医生喜欢夸大药物的重要性，而高校和研究机构里那些擅长心理治疗的学者又过分强调心理治疗的意义！其实，对于这种多因素影响的疾病来说，药物治疗结合心理治疗才是王道！

跟着抑郁症亲历者走也是一个好办法

到网上去查"走出抑郁症""抑郁症亲历"，你就会发现，已陆续出了很多书，而书的作者中相当一部分是抑郁症的亲历者，不管他之前做什么，他们都在与抑郁症长期斗争的过程中锻炼和充实了自己，成了知名的抑郁症咨询专家。国外的有前述的安德鲁·所罗门,他之前就是个知名作家。国内有名的是张进,他是知名媒体人,财新传媒创办人之一,现任财新传媒编委、财新《中国改革》杂志执行总编辑。在 2011 年底,他逐渐发觉自己记忆力下降,反应不再敏捷,处理问题也不再决断,慢慢地情绪也出了问题,对吃、对玩都索然无味;开小组会也不再滔滔不绝,放言高论。第二年他开始休假,结果病程由此开始,当他被治愈后,就开始研究抑郁症,出版了颇有影响的《渡过:抑郁症治愈笔记》。在此书的前言中,他说:"从病愈那一刻起,出于对疾病的好奇,也出于责任心,我想搞清楚折磨了我半年之久的怪病,到底是怎么回事;并要把我的心得告知同病者,让他们少走弯路。"

上述这些书我都细读过,比较下来,要讲公认的传世之作当属安德鲁·所罗门所著的《走出忧郁———一部让世界瞩目的希望之书》(*The Noonday Demon*)。所罗门三度饱受重度忧郁折磨,在战胜病魔后又做了近 20 年抑郁症的研究。他的书不但表述精彩绝伦,而且一针见血,甚至专业人士都不可及,例如他对于抑郁(depression)这个名词所做的纠偏就非常有道理,抑郁症的核心不在于心境低下,而在于缺乏动力。所以有抑郁症的朋友,或者怀疑自己或身边人有抑郁症的朋友都可以好好读读,研究研究这些书,从他们的亲历中找到自己的痛点和结症,从他们的转归中获得信心!

第十二章　癌症最大的诱因，纠结

中国科学院院士张学敏有次做了个关于癌症发生机制的报告。他主管军事医学科学院检验与仪器中心，对我国环境和食品安全有很深刻的了解。在报告中他告诉大家，我国癌症排在第一的是肺癌，紧跟其后的全是消化道癌症，肠癌、胃癌、肝癌、食管癌。他的报告结束后，我做了个点评，对听众说，要防癌，环境污染和饮食安全很重要，但我们个人很难掌控，要靠政府和全社会的努力，但有一个致癌因素我们自己可以控制，那就是自己的情绪。

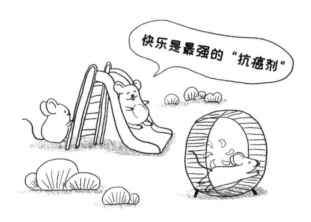

我可以借助几个先进的科学实验和结论，清晰地告诉大家其中的道理。第一个科学实验来自著名癌症生物学专家顾建人院士创立的上海国家肿瘤分子生物学实验室。他们建立了一个"快乐老鼠"模型。

"快乐老鼠"的抗癌效率翻倍

模型是什么呢？其实就是把实验动物的饲养环境变成宠物饲养环境，小老鼠住在有滑滑梯、小滚轮等玩具的环境里，个个都特别快乐。国外把这种实验称为"宽松环境模型"。然后，给这些可怜的小老鼠都接种上小剂量的各类肿瘤，便于对比，把其中一组小鼠安置在上述快乐环境中，另一组就住在平时圈养的笼子中。一个月后，几乎所有老鼠的接种部位都长出了肿瘤。把两组老鼠身上的肿瘤都剥下来，放在一起对比一下，结果非常明显。住在普通鼠笼里的小鼠接种的肿瘤长得要比住在快乐环境中的大得多。例如，我们称之为癌王的胰腺癌，快乐环境的老鼠的瘤体只有普通鼠笼里老鼠的一半左右，也可以说，快乐环境有46%抑制肿瘤生长的效应！后来我又去访问他们的实验室，实验室负责这个实验的教授很兴奋地告诉我，他们又有治疗肿瘤的环境对比结果了。这次实验的分组与前面那次是一样的，一组老鼠住在快乐环境，另一组老鼠住在普通的鼠笼里，所不同的是，两组老鼠在放进去之前接种的肿瘤都已经长得很大，而且长得一样大。分组后，所有荷瘤老鼠都接受同一种化学治疗。还拿胰腺癌来说，如果把结果用通俗的语言来表述，就是达到同样的疗效，快乐环境里的老鼠只需要用普通鼠笼老鼠一半的药物剂量就可以了，这个数据对于经历过化学治疗的癌症患者可不是一般的意义。

评论：愉快情绪是最强的抗癌药。

其实，多年前原耶鲁大学学者许田教授在上海模式动物实验室也做过类似的研究。论文发表后，杂志还配了一个专评，我想这个杂志的编辑部里一定有中国人，因为给专评配发的一张图片就是一个中间打着个大结的拉得直直的红绳子，很贴切地表达了中文"纠

结"这个意思。回到开头那句我提醒听众的话，这回可以说得更具
体，"要想不得癌，就得不纠结！"纠结是一种高度焦虑的矛盾心理。

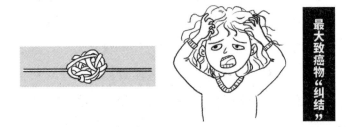

最大致癌物"纠结"

　　我再讲一个更早的故事。20 世纪 90 年代中期，有人找我给癌症
之友的会友们做个癌症与免疫的讲座。做好准备我就去了，也感觉去
对了，地点在广州市的一个大礼堂，下面坐得满满的，起码有上千人。
我当时真的吓了一跳，得癌症的人真有这么多（当然也许有些是家属），
我记得做幻灯片时在网上找到一张表现抑郁的抽象画和一张开怀大笑
的图片，幻灯片的题目是"最好的抗癌药是自己愉快的心情！"讲完，
大家热烈鼓掌。其实，作为依据我介绍了一个刚得到的实验成果，
研究是知名免疫学家时玉舫教授在美国做的，他的实验不复杂，就是
设法营造一个高度焦虑环境，并给大白鼠瞬间的惊吓，使大白鼠产生
应激反应（stress），然后即刻处死这些大白鼠，取出它们的脾脏（动
物最重要的免疫器官），马上解剖观察。结果，就是这么一惊一乍，
大白鼠脾脏中一半的淋巴细胞即刻凋亡了（apoptosis）（就是死亡了，
而且死亡的都是抗肿瘤的那群 T 淋巴细胞）。用通俗的话说，这一
惊一乍就让老鼠一半的免疫力丧失了！所以，我说愉快情绪是最强
的抗癌药，大家怎么会不鼓掌？快乐，不需要付钱，也不会有副作用！
　　随着科技进步，上述的理论在近几年得到越来越多证据的支持，
宽松的情绪除了对抗癌症有积极作用，对其他慢性病的防控都会产
生正向的效应。所以，大家千万记住！不管遇到什么事，只要当你
感觉纠结，感觉胃好像打了结（纠结的常伴表现），记住前面说的话，
放松、放下和放心！

第十三章　牙齿，被多数人忽略的机体健康门户

爷爷的嘴巴是个"宝马停车场"

几年前，有个中国科学技术协会老领导跟我说："你的很多健康理念应该到科学大讲堂去给民众讲讲。"我当然愿意，做了很多准备。到中国科学技术协会会馆做个讲座还不太容易，终于给我排上了，并通知我先把讲座的题目报给他们。我把报告题目"健康悖论——全民健康促进必破的困境"发给了他们，结果几天后他们火急火燎告诉我题目不合适，因为听众主要是小学生！我说没关系，我还是愿意去讲，题目改成了"小手拉大手，开启家庭健康新里程"。讲座很成功，小朋友和家长都喜欢。此后无论到哪里讲健康管理我都是这个题目，并且鼓励家长带着孩子来参加。因为对于孩子来说，一句正确的话和一个正确的概念可能会影响或改变他（她）一辈子对健康促进的态度。

我开篇有两张幻灯片，第一张展示的是橘子和葡萄，第二张展示的是山核桃。讲到橘子和葡萄这一张，我说，"1968年我姨夫带着刚出生不久的表妹从北京到杭州来看我们，那时浙江最出名的水果就是橘子，北方人挺稀罕。后来我发现他吃橘子既不剥去橘瓣上的白丝，甚至吃葡萄也不吐葡萄籽！"我问他这是为什么呀？他说，"橘子的白丝和葡萄籽吃了都对身体好。"我将信将疑，但还是跟着照做，橘核有点苦，但也不是不能耐受。从那个时候起，我吃橘子和葡萄都是嚼着籽吃的，最终变成了一个习惯。有没有好处我说不好，但现在知道葡萄籽和橘核都有保健效用已经成为常识。有一次我见到一个同事的孩子在吃葡萄。我对他说，"如果你按着爷爷

说的做，每次都把葡萄籽或橘子核嚼着吃了，到爷爷这个岁数，你一定长得更年轻。"不久，我又见到这位同事，她说"王院长，上次您说后，我家孩子就吃葡萄不吐籽了。"所以，大人的话对孩子影响非常大，早点给孩子灌输正确的健康知识，在他们的养成期后就会变成行为习惯。

讲到山核桃，故事的结局正好相反，充满了沮丧。我是山东人，但小时生长在浙江，最喜欢的零食就是小核桃，也叫山核桃。与大部分的浙江人一样，我不会去吃那种剥好的核桃仁，而要享受牙齿咬碎核桃，并且用舌头挑出核桃肉的那个过程。我见到最夸张的是有一个吃核桃高手，他把核桃整个丢进嘴中，在嘴里嚼一会就能把核桃皮从他嘴角边吐出来。把他吐出来的核桃皮拢到一起，结果简直难以置信，皮里没有一丝核桃仁！这个水平大概用现代机床也不一定能实现。我当然离这个水平差得太远，但追求这个目标，享受这个过程的决心是一直没有断，直到前几年，牙一颗一颗地出现问题，才开始回溯和反省这个问题。给我治牙的王医生听说了我吃核桃的经历，顿时气不打一处来。她告诉我，"你咔嚓一下咬碎核桃，对牙髓产生的冲力相当于车对着墙撞一下！"听着我当时就头皮发麻。天呐，真不知道啥时候、什么人说的，咬硬东西能锻炼牙齿？撞一下，修复，再撞一下，再修复，年纪大了，修复不了了，就得拔牙。现在可好，可以采取种植牙技术，可以种一颗假牙，效果也很好，但价格不菲，所以我给孩子们说："爷爷的嘴巴已经不叫嘴巴了，改叫宝马停车场。"

写到这里，见到我夫人在屋里转悠，嘴里哼哼唧唧，一问，原来她又有一颗牙面临"牺牲"的状态，这几天在"杀"牙髓，疼得难受。她看到我在写书，马上告诉我，"你一定要写一写牙齿的健康，太重要了，早点告诉民众正确的知识，他们就会少点后悔。"

　　夫人是北方人，不吃小核桃，但喜欢吃榛子。榛子比小核桃还要硬。那个年代一是没破榛子的工具，二是大多数人也是把榛子在嘴里咬爆当作一种享受，但导致牙齿的悲惨命运却基本一样。

　　她对我说，这一段时间，她的一颗牙的牙髓坏了，引得整个牙床的牙龈都跟着发炎、肿胀，吃东西都困难，没想到牙疼这么麻烦，病程可以这么长。

　　她说，十几年前他们单位有一个女处长，平时做事风风火火，果敢坚定，但在饭堂吃饭的时候，都是最先吃，最后走，吃饭时要仔仔细细地把菜分开，进口后细嚼慢咽，有一丁点硬的食物她都要挑出来。有一天中午，我夫人问她："处长，看你平时大大咧咧的，怎么吃饭倒这么斯文呢？"她说："小范，牙齿是人身体里最重要的器官，一定要保护好，你不保护好它，将来它一定要惩罚你。"我夫人对此不屑一顾，对她说，"我的牙齿厉害着呢，从来没出现过一点毛病！"

　　那天晚上，我家里正好备有东北榛子，夫人顺手抓了一把开始吃起来，一边吃，一边想着处长的观点，感觉她谨慎的有点过分。榛子往嘴里一丢，嘎嘣一声响，咬开的榛子爆出那股香气真的有点爽，越想越来劲，一晚上居然把一包榛子全吃光了。第二天，她只感觉牙齿微微有些酸痛，但无大碍。所以还得意地对那位处长说："我昨晚上吃了一大把榛子，没事儿。"

　　好多年过去了，她的身体状况一直没什么大问题，但没想到的是，最先出问题的就是牙齿，而且就始于她用来咬榛子的那几颗牙，先是松动，后来疼痛，最后出现咀嚼困难。结果，她一直引以为傲的好身体竟然因为这几颗坏牙败下阵来。之后，免不了就是拔牙、补牙、种牙，不停地发炎，治疗，断断续续到现在，快十年了，牙齿再也没好过，处长当年说的那句话，"你不保护好它，将来它一定要惩罚你"说得多有道理，现在想想，我夫人肠子都要悔青了。

二十世纪五六十年代出生的人，由于那时的设备、工具不足，常常把牙齿当作镊子、钳子、启子，许多坚硬的东西都用牙齿去咬开，坚信牙齿有"坚不可摧"的功效，没有它咬不动的，咬开后的得意和满足其实都是一大祸害。如上所述，咬碎一颗小核桃就等于汽车撞了墙，长期这样摧残下去，再坚不可摧的牙齿，也只能变成是废物，并给你带来后患无穷的病痛。所以要从小树立起爱护牙齿、保护牙齿的理念，养成每年到医院清洁 1～2 次牙齿，关注智齿的生长和修复，坚持早晚刷牙，餐后用水或者牙线冲洗的习惯，千万不要再用牙签挑来挑去，一是餐桌上当面挑牙，"龇牙咧嘴"没礼仪，再者牙缝是越挑越宽，也是牙齿炎症的一大祸因，但关键要养成习惯，这样你才能做到最大程度地保护好你的牙齿。

因此，要保护牙齿和我们每一个器官就得从孩提时代开始。我们这一代已经没有机会了，我们的后代就该更加重视。遗憾的是，正如我开篇到此一直在强调的：我们不是不想健康，但我们一直没有走在通往健康的正确大道上。完善的全社会健康教育体系还没完全建立，导致民众特别热衷于轻信、轻听江湖医生和民间歪门邪道的精方、偏方。

爱护牙齿——医疗保险的牵引不可或缺

20 世纪 50 年代，美国牙医协会给国会提交了一份报告，强烈提醒政府，如果再不关注美国人的牙齿健康，若干年后就没有合格兵源了。他们把牙齿健康上升到了国家安全层面。由此，美国才建立了非常完善的全民口腔健康体系，保证给每个公民一年有两次免费洗牙的机会。其实，洗牙的过程不单是一个清洁保护牙齿的过程，也是宣传普及科学知识的机会，正因为如此，美国人的牙齿保护得如此之好给全世界人民留下了深刻印象，也是全民健康促进的成功典范。

　　我曾经问过当时在美国攻读眼视光学博士的女儿，你感觉国内外的医学训练有什么区别吗？她回答中的一句话让我印象深刻，那就是在美国，她可以看到很多国内很少看到的眼疾的早期表现。原因如同牙齿保健一样，美国人每年也有一到两次眼视光的免费检查，所以民众不一定因病就诊，所以见到眼疾早期表现的机会非常大。而国内，很多患者来就诊时眼疾已都发展到了中晚期，这种情况当然不限于眼睛，大多数疾病都是潜行的，没有早期观察的机会就会贻误"战机"。

　　所以，全民健康促进的确需要个人健康意识的觉醒，而个人健康意识的觉醒又需要社会的环境和制度的牵引。其中，医疗保险的引导甚为关键，需要前移和下移。

　　为了不把自己嘴巴变为"宝马停车场"，请及早关爱你的牙齿吧！

第十四章　保护我们的眼睛，全民健康促进的第一大考

近视眼已成为"国病"

2010年9月的一天，在上海浦东新华医院的接待室，科学技术部973计划人口与健康领域，包括我在内的部分顾问组和咨询组的专家在一起讨论了下一轮973人口健康领域的资助领域。那一天我非常兴奋，因为会议决定新增眼科和耳鼻喉科两个领域，实现了973计划人口与健康该领域由重点关注肿瘤、心脑血管疾病的"大科"转向"小科疾病"的突破。我作为咨询组专家后来一直负责对接眼科领域的两个项目"近视眼"和"黄斑变性"。

其实，"大科"和"小科"是传统上医院根据科室规模和收益确定的。过去，缺乏眼科和耳鼻喉科的专科医院，所以这两个科在大医院都被视为小科室，概念一形成就会影响深远，"小科"领域在科技规划中就长期被边缘化。其实，正如温州医科大学原校长瞿佳所说的，绝大部分的人一生中总要戴一次眼镜，年轻时没有近视，年老了老视大概也很难躲得过去，眼科是真正的"小科，大病"。也正如我开篇所说，我国民众屈光不正的比例世界第一，一群人在一起，不戴眼镜的是少数。

每年6月6日是中国爱眼日，北京大学中国健康发展研究中心于2016年中国爱眼日的前一天，由李玲教授领衔在北京发布国内首部《国民视觉健康》白皮书，白皮书中显示，2012年中国5岁以上总人口中，每3个人就有1个人是近视，近视的总患病人数在4.37

亿～4.87亿，其中，超过90%以上的屈光不正是近视，约4.5亿，高度近视的比例在2.33%～2.47%，总人数亦高达2900万～3040万。当时的报告就预测：若无有效的政策干预，到2020年，中国5岁以上人口的近视患病率将增长到51%左右，患病人口将达7亿。这个预测还是比较精准的，因为现有数据显示，目前中国近视患者人数已多达6亿，几乎占到中国总人口数量的50%。尤为重要的是，我国儿童和青少年的近视率更是高居全球榜首：小学生近视比例为45.7%，初中生近视比例为74.4%，而到了高中，这个数字更是直线上升至83.3%，大学生近视比例更是高得惊人，达到了87.7%，而且近视患病率还在逐年增加。相反，美国青少年的近视率约为25%，澳大利亚仅为1.3%，德国的近视率也一直控制在15%以下。课业负担重、沉迷电子产品成为青少年视力两大"杀手"。

近视及其他眼病已造成巨大经济损失，并直接危及国防安全。据白皮书估算，仅2012年一年，各类视力缺陷导致的社会经济成本约6800多亿元，占当年GDP（国内生产总值）的1.3%。如果近视人口持续增加，在航空航天、精密制造、军事等领域，符合视力要求的劳动力将会面临巨大缺口。

近视已成我们的"国病"。

高度近视，必须高度重视

瞿佳校长有个"近视眼之我见"的报告，其中讲到"高度近视，要高度重视"。此话含义不光是指我国高度近视人群规模世界第一，关键是在我国高度近视已是目前第二位致盲原因。

高度近视就是近视度数在600度以上的近视，可分为两类：一类是单纯性高度近视，这类近视虽然近视度数高，但成年以后可趋于稳定，矫正视力可达一般正常或接近正常，视力损伤不明显；另一类是病理性近视，这类近视即使成年后近视度数依旧会不断加深，且不能用镜片矫正视力，还会出现一系列的眼底病变，导致不同程度的视觉损害，甚至致盲。

高度近视大多由儿童开始，逐步进展，所以很容易造成家长的错误判断，他们可能认为孩子的眼睛度数逐步增高是近视眼的"正常现象"，而"近视眼不死人，戴眼镜的人又很多"已成为一个普遍接受的社会观念，大家对近视眼的容忍度也就到了很高的地步。其实，这也体现出我国民众的一种基本"疾病观"，即"大病和小病"的区分是以会不会死亡或造成残疾来区分的，对于潜行的、长病程慢性病的重视程度都是"不见棺材不落泪"，不到要命就重视不起来。

所以，有部分高度近视患者选择了屈光手术，并得到很好的矫正效果，以为摘掉了眼镜，看清了世界就可以高枕无忧了，殊不知眼底的病变还在悄然进展，发展到视网膜脱离、视网膜裂孔等阶段时，对矫正视力已经造成不可逆的损伤，以致失明。因此，高度近视患者在屈光矫治后，还应该高度关注眼底病变，尽量避免眼部碰撞或剧烈运动，如跳水、蹦极等运动，并通过早发现、早预防、早治疗来减少其视力危害。同时，高度近视患者应关注自己的视觉感受，如果眼前突然出现大量飞蚊、某一方位持续闪光时，应警惕视网膜裂孔或脱离的可能，及时到医院就诊。早期发现单纯视网膜裂孔，及时手术或打激光可大大提高闭孔率。视网膜脱离的及时治疗更是保全视觉功能的关键。

白内障、眼底视网膜病变，老年人的新苦恼

年纪大了，机体的各种器官和功能就会退化，越精细的器官，退化得就越明显，人的晶状体就是其中的代表，随着增龄，人眼睛的晶状体就会逐渐浑浊，挡住光线，影响视力，直至看不见，叫作

白内障。白内障多属于老化病，年纪越大发病越高，80岁以上的老人或多或少会出现白内障。同济大学医学院徐国彤院长说得很形象，"如果你去世之前没有白内障，那你就是过早死，死得有点遗憾！"所以白内障的进程确实可以作为衰老和生物年龄的一个指标。

据2018年屈光性白内障手术新进展国际会议公布的数据显示，我国60岁至89岁人群白内障发病率约为80%，90岁以上人群白内障发病率高达90%以上，我国目前约有500万人患有白内障，每年新增40万人，严重影响老年人生活质量。

公众对于白内障的认知仍有不少误区，白内障目前仍无有效的治疗药物，手术是目前唯一的治疗手段，除了视力进行性减退外，老花眼突然好转也是白内障的信号。白内障会产生严重的并发症，包括青光眼、葡萄膜炎等，甚至造成眼球萎缩等眼病，导致永久性失明。另外，老年人由于身体机能衰退，可能同时患有多种眼病，一般情况下，老年人应该3个月至6个月到眼科做一次眼部健康检查。

白内障主要靠手术治疗，现在技术非常先进和成熟，大多数情况下因为白内障导致的视力下降，换晶状体后可以恢复到比较好的视力。然而，伴随年老的另一个眼疾就很复杂，那就是老年性黄斑变性。2018年数据显示，中国老年性黄斑变性患者总数超过400万，50岁以上人群及70岁以上人群患病率分别为15.5%、36.7%。老年性黄斑变性分为干性和湿性两种类型，其中湿性老年性黄斑变性占老年性黄斑变性引起严重视力损害的90%，而且发展迅速，未经治疗的患者两年内有85.1%会发展为眼盲，影响患者日常的生活能力。

虽然目前老年性黄斑变性有效治疗方法并不多，号称是国际眼科界公认的最难治疗的眼病之一，但眼底注射抗血管内皮生长因子受体单抗（如贝伐单抗、阿瓦斯汀）对阻止疾病进程有足够好的效果，然而这种治疗方法往往被民众忽略。在选择治疗方法时，一听要在眼睛打针，大家就很犹豫，更愿意去选择针灸、中药等其他方法。殊不知，这个病发展到一定阶段，没有强有力的手术干预，视力就会迅速向失明方向发展，而且再也没有可以挽回的机会。

"大老范"的故事

我夫人有几个姐姐，排着顺序叫作"大老范、二老范……"前面提到了二老范的故事，现在再讲讲大老范的故事。

前面说了，年纪大了眼睛就容易出问题，其中白内障、眼底病变最为常见。白内障影响视力最为明显，但是不要命，治疗手段就是手术，换个人工晶体效果就很好，重症的患者视力改善较好。但是由于一下要不了命，进展又比较缓慢，很多大城市的民众反而不着急，想坚持到最后，因为一听要在眼睛上动刀子，心里就恐惧。

前面说了老年性黄斑变性，目前还没有特效治疗的方法，但是及时注射抗血管内皮生长因子受体单抗可以大大延缓病程，是目前眼科最为推荐的治疗手段，但是一听在眼睛上扎针，大家就有抵触，所以"保守"治疗是他们的第一选择。

我们一直劝说大老范尽早就医，按照规范治疗，但是很难劝得进，一直到了她自己手机上的字看不清楚了，着急了，才到北京来就诊，医生诊断她是湿性老年性黄斑变性，建议注射贝伐单抗，她一听又犹豫，反反复复折腾了几个月，最后下定决心接受了注射治疗，结果效果好过预期，但再好转是不大可能了。医生的一句话，让大老范和我们大家都揪心，"你要早来半年注射，情况可能完全不一样了！"

说到这，又再次提一下二老范，她的问题除了直肠癌，就是关节退变，二十年前就劝她做关节置换，到她坐上了轮椅也没换上。很多患者问的问题是换的人工关节能用多少年？很多人希望要等到最后时刻再去换，认为这样最合算。人体器官是个复杂系统，不能用机械的眼光去看待，晚点换，除了多受罪，因为持续的退变关节的组织环境早已改变，如同栽花的土壤早已恶化，试想，栽下的花朵还能开得那么灿烂吗？

评论：很多情况下只有靶点和机理明确的治疗才不会贻误"战机"！

《综合防控儿童青少年近视实施方案》，健康促进第一个"大国考"

2018 年 8 月，中共中央总书记、国家主席、中央军委主席习近平作出重要指示，他指出，"我国学生近视呈现高发、低龄化趋势，严重影响孩子们的身心健康，这是一个关系国家和民族未来的大问题，必须高度重视，不能任其发展。"习近平指示有关方面，要结合深化教育改革，拿出有效的综合防治方案，并督促各地区、各有关部门抓好落实。习近平强调，"全社会都要行动起来，共同呵护好孩子的眼睛，让他们拥有一个光明的未来。"

2018 年 8 月 30 日，教育部、国家卫生健康委员会等 8 个部门联合印发《综合防控儿童青少年近视实施方案》（以下简称《实施方案》）。实施方案提出，到 2023 年，力争实现全国儿童青少年总体近视率在 2018 年的基础上每年降低 0.5 个百分点以上，近视高发省份每年降低 1 个百分点以上。到 2030 年，实现儿童青少年新发近视率明显下降、视力健康整体水平显著提升，6 岁儿童近视率控制在 3% 左右，小学生近视率下降到 38% 以下，初中生近视率下降到 60% 以下，高中阶段学生近视率下降到 70% 以下。

《实施方案》明确了家庭、学校、医疗卫生机构、学生、政府相关部门应采取的防控措施。一是家长要增加孩子户外活动和锻炼，减轻孩子课外学习负担，保障孩子睡眠和营养，纠正孩子不良用眼行为，掌握孩子视力健康状况，发觉其视力异常时，及时到正规眼科医疗机构检查。二是学校要减轻学生学业负担，严格按照"零起点"正常教学，教室照明卫生标准达标率 100%，每月调整学生座位，每学期调整学生课桌椅高度，严格组织全体学生每天上下午各做 1 次眼保健操，监督并纠正学生不良读写姿势，确保中小学生每天 1 小时以上体育活动，指导学生科学规范使用电子产品。按标准配备校医和必要的药械设备，每学期开展 2 次视力监测，提高学生主动保护视力的意识和能力。三是医疗卫生机构要从 2019 年起实现 0～6 岁儿童每年眼保健和视力检查覆盖率达 90% 以上，建立儿童青少年视力健康电子档案。县级以上综合医院普遍开展眼科医疗服务。四是学生要强化"每个人是自身健康的第一责任人"意识，主动学习掌握科学用眼护眼等健康知识，养成健康习惯。《实施方案》中还提出了很具体的措施。比如，家长要控制学龄前儿童使用电子产品的时间，每天累计不宜超过 1 小时；学校层面，小学一、二年级不留书面作业，三至六年级书面作业完成时间不得超过 60 分钟，初中不得超过 90 分钟等。

其实，预防儿童近视的核心就是户外活动，而这恰恰是一件最难落实的事情。根据 2015 年 *Nature* 杂志的最新研究成果，户外活动的时间是近视发生的唯一强相关因素，眼睛接触阳光的时间越短，近视的风险越高。研究认为，孩子们需要每天在 1 万勒克斯（光照度单位）的光照下待上 3 小时才有助于预防近视，这个光强度相当于晴朗夏日，在树荫下戴着太阳镜的感受，而光线充足的室内，光强度通常不超过 500 勒克斯。因此，应鼓励儿童多参加户外活动，增加眼睛户外暴露时间。

国内外的其他研究也都建议，要保障儿童每天户外活动 2 小时，每周约 12 个小时。而要实现这一条，在当前国内中高中和大学升学竞争的环境下绝非易事。因此，要想让儿童和青少年近视发病率降下来，远非医疗机构可以力及的，需要全社会的协调参与。

《实施方案》发布后，在知乎上有很多讨论，回答和跟帖的大部分人对实现中小学生护眼措施的指标，包括户外活动、减少作业和屏幕时间，进而实现《实施方案》中具体的考核指标表示怀疑和担忧。

我与直接参与《实施方案》起草和推进的业务团队进行了交流，问他们《实施方案》的指标可否达标，有何依据。他们的回答很简单"感觉没有抓手！"纵观《实施方案》全文，体现出各级政府的重视和相关部门全力配合，体现出从个人、家庭到学校和全社会的参与。而且最重要的是，控制指标将成为地方政府的绩效指标，这是卫生健康事业行动计划中第一个目标纳入地方政府绩效考核的项目。

那么问题出在哪了，这就又遇到我们讨论《2030 全民健康行动计划》落地同样的问题，《实施方案》计划缺乏"强制性"的保障措施。正如我们在前几节中说的，我国尚缺乏贯穿从幼儿园到大学的"强制性"健康教育体系。所谓强制性，就是教育者和受教者都是必须通过考试达标的。如果我们的教师达不到《实施方案》中执行各项措施的知识水平，并且缺乏对执行课内外各项指标的法规保障，那么计划的执行永远是松垮的，更不用说因为学生升学压力而难以规避的课外补习，学生、家长"自觉"地加码作业所带来的困扰，计划的指标落地是难上加难。

当然，最好的一面正如大家所说的，近视眼发病率控制已被纳入政府政绩考核指标。《实施方案》强调，各省级人民政府主要负责同志要亲自抓近视防控工作。建立全国儿童青少年近视防控工作评议考核制度，核实各地 2018 年儿童青少年近视发病率，2019 年起对各省级人民政府进行评议考核，且结果向社会公布。而由此带来的各种改革的动力将是无穷的。所以，《综合防控儿童青少年近视实施方案》已经成为全民健康促进的"第一大国考"，所交出来的答案和成绩将对我国健康卫生事业带来深远影响。

其实，只要观念转变，概念清晰，"抓手"并不难解决，措施无非要么是禁止，要么是奖励。对于早期的奖励，最能打动家长、孩子心的就是高考加分。根据学生高考时的医学视力检查的证明确定高考的加分，视力越好加分越高。措施一出，相信立马就会有效。

最后《实施方案》指标落地还是要靠立法保障。最近，法国国民议会已经通过了一项法律，禁止学生在学校内使用手机，这项法律适用 15 岁以下的学生，只有在进行教育目的活动、课外活动或是学生具有某种残疾的情况下，他们才可以在学校使用手机。法律的实施无疑会解决儿童青少年手机成瘾，看屏幕时间过长，学习效率低下等一系列的"顽疾"，法国的实践对我国《综合防控儿童青少年近视实施方案》的有效实施具有重大参考价值，对全民健康促进行动计划的落地也有重大的借鉴意义。

高原护眼计划——《实施方案》应增添的计划

与加强户外活动预防近视眼相反，过多的紫外线辐射却是造成角膜、晶状体和眼底疾病，甚至致盲的罪魁祸首。

2018 年国庆节，我们一家到了稻城亚丁，第一个印象就是陪伴我们的当地同行多有明显的眼疾。我女儿子承父业，学的是医学，而且恰好是眼科专业，不但拿到了国内眼科和视光学的博士学位，

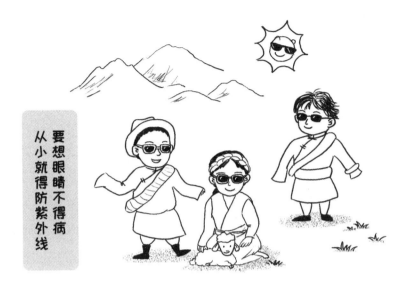

而且还获得了美国最老牌的，位于波士顿的新英格兰眼视光学院（NECO）的眼视光学博士学位。她告诉我们，夏季高原地区2%～17%的紫外线辐射可到达人眼，其中70%～80%中波紫外线可通过角膜，极易造成晶状体损伤，引发白内障。国内外研究都表明，高海拔的紫外线导致的白内障、眼底病变较非高海拔地区高出60%多，白内障已成为这些地区第一大致盲眼病。其实预防紫外线辐射眼损害最简单有效的办法就是佩戴太阳镜，也是我们常说的墨镜。当时在场的是一个成都过来代职的县委书记，我们说你应该起带头示范作用，率先戴起来。结果他说，他是想戴，但感觉戴墨镜形象不好。是的，以往的影视作品很多把戴墨镜的定义为汉奸恶霸。我女儿又说，其实防紫外线的眼镜不一定非得是墨镜。这下好办了，我和女儿策划了一个"小王博士高原护眼义捐计划"，即设计儿童青少年适配的紫外防护眼镜，让他们在户外佩戴，从小就避免强紫外线的辐射损害，通过普及推广，逐步消除高原辐射带来的眼部疾患。这一计划立刻得到多个基金会和业内专家的积极响应。这一行动也将成为我们家庭响应中央全民健康促进中做的一件落地的善事。

第二篇

结语

健康促进的利器在我们自己手中

回到这一节开头的问题，为什么很多人总是不能走在健康投入的正确道路上？因为我们是不见棺材不落泪，直到病时方悔悟。

我们会在患病时病急乱投医，花钱如流水，却不愿意在日常约束自己的生活方式，压缩不必要的开支，将其投入必要的医疗健康保障；我们会在痛风发作时嗷嗷大叫，下定决心控制饮食，而在发作过去后不久又回到酒桌上继续大鱼大肉；有太多人在饭桌前，熟练地拿着胰岛素针在肚子上扎一下，然后心安理得地享受眼前的美味佳肴。

我们不是不想健康，而是感觉通往健康的道路诱惑重重。我们受到进化而来的本能约束，我们还受到人情世故的限制，让我们自觉放下手中的筷子和酒杯实在困难！更别说还有食物或进食成瘾这些诸多横在我们通往健康康庄大道上的拦路虎。

我们生这个病，生那个病是因为我们很难真正下定决心，努力去改变那些让我们生病的陋习。我们知道水塘很深，甚至有很多鼠蛇毒虫在横行，但我们却只想着一时的凉爽，就毫不犹豫地跳了下去。我们不是一点钱也没有，但大多花到不该花的地方了。

其实，武器早已在我们自己手中，如果我们的健康意识真正觉醒了，我们对抗、消除这些障碍和拦路虎的力量将势不可当！

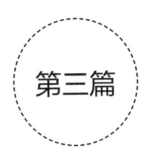

第三篇

展 望 篇

第十五章　人会永生吗?

奇妙的 2029 和 2045

2018 年,谷歌的首席未来学家雷·库兹韦尔(Ray·Kurzweil)发布了一个惊天消息:2029 年后,人类将开始踏上永生之旅;到 2045 年,人类将正式实现永生!他敢如此预言,不单是因为他有超强的科技预言能力,还因为他非常熟悉科技的进展。马上有人在网上就把他的这个预言倒过来说:大家千万别在这 10 年里死,因为挺过 2029 年,人类就登上了永生的快轨道。

到底是什么进展能让他有这么大的底气,做出这么大胆和确切的预言?雷·库兹韦尔学的是理工科,他依据的主要技术,不管是在人体内的,还是在人体外的,都涉及工程技术,而且都到了量子级,除了网络通信上的神速进展之外,他看到了另外两类技术领域的突破,认为这些突破可以帮助人们突破机体的极限,实现"长生不老"的愿望。

无所不能的纳米机器人

他的预言所依据的第一类技术,称之为纳米机器人技术,是一个极为前沿的研究领域。其实早在 1959 年就由美国物理学家诺贝尔奖获得者理查德·费曼教授设想和提出过。在当时这只是一种科学幻想,而如今已出现在现实世界。纳米机器人技术是一种借助最先进的芯片和纳米技术,目前已经借助 3D 打印在原子水平上精确地建造和操纵小到与我们人体的细胞大小的机器人,并在人类分子层面上，在人体内实时对原子和细胞结构实现一系列操作。

这些定植于人体内的数百万个纳米机器人能够 24 小时在人体内巡逻，在多个维度上检测疾病指标，例如在 mRNA、小分子核糖核酸（miRNA）、蛋白质以及多种分子层面上，让诊断更为精确，同时，它可以在原子水平上对分子进行改造或破坏。例如，当它们检测到冠状病毒，就可以主动打破此病毒分子层上的原子结构，从而抑制病情深入发展。

雷·库兹韦尔认为，到 2020 年左右，人类的免疫系统将由纳米机器人接管人类的免疫系统。到了 2030 年左右，纳米机器人可以让免疫系统发挥更精准的作用，修正病原体、肿瘤等一系列免疫系统的错误。实现纳米机器人进入到血管中清理斑块和血栓，修复现有机体内受损最小细胞，清除衰老细胞，甚至可以在人体内进行癌变组织的大扫除的功能。此外，科学家正在研究如何将纳米机器人用于提升人类生理机能。

这些听着像科幻小说的情节却在现实中快速发展，几乎赶上雷·库兹韦尔预言的 2020 年的情景。以前一直难以实现纳米机器人在人体内可控自主运动，这是因为纳米机器人只有人类头发丝的几十分之一，进入人体内很难定位，当在血管中被血液裹挟和冲击，更加难以控制，甚至消失得无影无踪。最近，美国宾夕法尼亚大学和康奈尔大学的研究人员利用最新的纳米技术，向机器人的太阳能电池上发射激光，为其供电，随后纳米机器人体内的铂会膨胀，而钛则保持刚性，导致机器人前腿和后腿交替收缩或放松，可以产生行走的步态，在人体内部工作。紧接着美国科学家又宣布了一项重大科技突破：借助光声断层成像技术，实时控制纳米机器人，让它们准确抵达人体某个部位（比如肠癌病人的肠道肿瘤处），进而让纳米机器人实现药物递送，或进行智能微手术，有了这个技术，纳米机器人就可以在进入人体深层组织后，仍然被人紧紧地掌控着。

加拿大多伦多大学的研究人员最近还研发出一种用电磁驱动的纳米机器人，这种纳米机器人可以阻塞肿瘤血管，"饿死"癌细胞或直接破坏癌细胞，未来有望为放疗、化疗、免疫疗法无效的癌症患者提供一种新方法；美国加利福尼亚大学研发的纳米机器人，可以像孙悟空一样进入人体内部，成功清除血样里的一种"超级细菌"和毒素；而以色列科学家研制的一种微型纳米机器人可以在人体内"巡逻"，在锁定病灶后自动释放所携带的药物。随着技术的发展完善，今后纳米机器人将在你的血管里来回巡视，对你的血管进行监督调理，从此你也许就摆脱了心脏病、脑梗死的威胁。

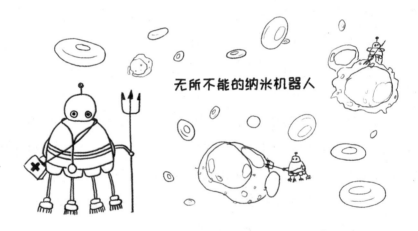

无所不能的纳米机器人

在能力增强方面，美国国防部高级研究计划局（DARPA）正致力于一项体内纳米载体平台（*in vivo* Nanoplatform）项目，以帮助美国士兵快速诊断和治疗多种疾病，并利用纳米颗粒修复器官损伤；而谷歌科学家纳米技术的前驱罗伯特·弗雷塔斯（Robert Freitas）已设计出一款名为 Respirocyte 的纳米机器人，它可以携带 90 亿个氧分子及二氧化碳分子，为一般红细胞携带量的 200 倍。这一发明使得人类在跑步时，能全力冲刺整整 15 分钟也感觉不到腿酸、气短。达到这一程度的供氧量，人类就有可能在水中自如憋气长达数小时之久，潜水作业就不需要背着沉重的氧气瓶啦。如果这次能用在新型冠状病毒肺炎抢救上，大概就能避免气管插管，挽救更多人的生命。

随着人类机体的老化，机体的组织和肌肉群将不断退化，纳米机器人可以依照给定的程序对这些目标细胞进行修复、替换和调整。也就是说，在未来的十几年时间里，只要你没碰上天灾人祸，你可能算是登上通往长命百岁的高铁啦。

让灵魂永生的脑机接口

目前已知地球上"不死"的生物是一种叫灯塔水母的动物，迄今已在地球上存活了 1.5 亿年。它们的身体可以再生。除非被吃掉或因疾病死去，否则灯塔水母可以不断从幼体阶段的水螅体开始循环再生。这种水母很神奇，在完成生殖功能后，自己可以通过分化转移又变成"水母宝宝"，转变过程没有次数限制。因为它自身的细胞一直在自我更新中，所以下一时刻你看到的这个水母其实已经是另一个全新细胞的新个体。除此之外，其他动物都会经历新生、成年、衰老和死亡。是什么决定这一程序化的过程，目前也没人知道。所以人类可以通过观察来确定各类动物的寿命，从世代更新只需要短短 4 天的秀丽隐杆线虫到可以活到 255 岁的亚达伯拉象龟。过去人们把百岁当作长生不老的一个实现目标。而人类到底能活多久，没有明确的答案。目前有确凿文件记录的，有史以来最长寿的是法国女人詹妮·路易·卡门（Jeanne Louise Calment），生于 1875 年 2 月 21 日，死于 1997 年 8 月 4 日，享年 122 岁又 164 天。

随着临床技术的进步，现在通过生命维持系统，完全可以让一个人保持呼吸和心跳长达十几年。但在很多情况下这些靠着仪器和营养液维持生命的人体更像是一具"活尸体"。因此，美国等西方国家很早就以脑死亡为临床死亡的判断标准，而不再用呼吸、心跳等生命体征来判断患者的生死。

如此问题就来了，雷·库兹韦尔预测人类到 2045 年将会永生，也许并不是我们现在所说的个体在生理上的永生，而是基于另一项技术，"脑机接口"来实现的，在人思想层面上的永生，或者是人灵魂的永生。

人大脑控制思维的部分被称为大脑皮层，但雷·库兹韦尔说，我们的大脑容量有限，运算速度至少比现在的计算机慢 100 万倍。到 2030 年左右，我们将可利用纳米机器人透过毛细血管以无害的方式进入大脑，并将我们的大脑皮层与云端联系起来，也即把云计算的能力通过覆盖人体大脑皮层的通信纳米机器人所构成的脑机接口与人的大脑皮层连通，成为一个电极网，实现大脑信号的直接读取或输入。到那个时候，所有智力型的竞赛，"最强大脑""认汉字""读诗会"这类竞赛都不再举办了，因为人的大脑的能力被提升了十几万倍。

通过这个纳米机器人构成的"脑机接口"，我们最终能做到人类与人类之间、人类与机器之间自由传输思想、下载思维，在短时间内拥有大量的知识和技能，获得一般人类无法拥有的超能力。你可能会一夜掌握五六门外语。那些需要数十年学习、实践积累才能掌握的技能将轻而易举就能获得。

如果说因为雷·库兹韦尔是未来学家，你就认为他提出的东西比较接近科幻，其实你错了，现实的科技发展已经快到无法想象。杜克大学医学中心神经生理学教授米格尔·尼科莱利斯是世界级的"脑机接口"专家，也是讲述"人机融合"和"脑机接口时代"前景的《脑机穿越》（*Beyond Boundaries*）一书的作者。2014 年，在巴西世界杯的开幕式上一个 14 岁的巴西高位截瘫少年身披"机械战

甲"开出了这一全球盛宴的第一脚球,而这套战甲的设计者就是米
格尔·尼科莱利斯。

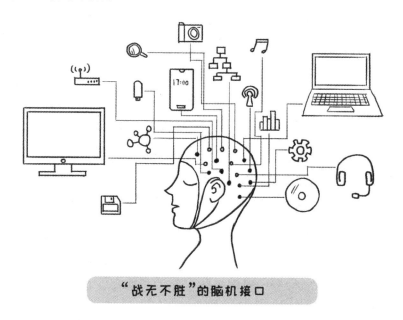

"战无不胜"的脑机接口

在这里我要强调的是,米格尔·尼科莱利斯作为一名科学家,
他大胆质疑传统科学家熟悉的两分法方法论,认为探索大脑深处的
奥秘需要把大脑视为一个完整的整体,不能把神经元个体看作大脑
运作的全部,应当将大脑皮层想象成为一个"强大的时空连续体"。
基于这一信念,2002 年米格尔·尼科莱利斯用动物实验实现了"意
念控制"的过程。他成功将一只经过训练的,名叫 Aurora 猴子的脑
部意念活动,通过"脑机接口"导入到外界,控制一只远在千里的
机械臂的动作。2008 年 1 月 15 日,美国达勒姆实验室也成功将猴
子的意念控制了一个远在日本东京的机器人的行走姿态,而且猴子
自己将大脑意念传递到机械臂的时间比到达自身肌肉控制下肢的时
间还短了 20 毫秒! 只有科学理念的全面突破,才意味着颠覆性技术
革命春天的到来!

因此，我们可以设想有一天我们会把一个人所有的大脑信号记录下来，并通过人工智能个体化，把这个人的思想和思维惯式、语言表达方式最终都用虚拟人体的形式保存下来，他的思想就会永生，这不就代表着他这个人永生了吗？

由于现在人们生前留下的影像资料和我们上一代相比，可以说是数不胜数。随着技术的发展，我可以预言，现在的陵墓和墓龛终将会转变为"虚拟陵墓"。一到清明，家人可进入这些虚拟陵墓，不但可以实现对先人传统的追思、祭奠，还可以与先人"对话"，必将成为一种新的社会形态。

其实，即便米格尔·尼科莱利斯已经给我们展示出现实版的人机穿越，我们离现实雷·库兹韦尔的预测还有很长的路要走，其间还存在诸多难以克服的困难。比如说上文提到的体内纳米机器人，如何代谢其中不断报废的机器人，它们的长期存在是否导致机体免疫系统的漂移，而带来新的问题？

我经常给同学们讲，按照物质不灭定律，人在死亡那一刻的前后几秒钟，物质的组成成分是一样的。生与死的区别到底在哪里？难道机体真的是靠"灵魂"有序地控制和展示生命的体征吗？在过去十年间，多个重要器官，心、肝、肺、肾都可以用干细胞技术再生出来，为器官再造带来信心。但当你仔细研读这些文章时，就不难看出，具有多能分化功能的单一的干细胞最终要生长分化成一个器官，离不开原有脏器的支架。也即，这些实验室无不例外的是先将动物的脏器用物理化学方法脱去细胞等成分，留下一个完整的没有生命的基质支架。只有将干细胞放在这种支架中，它们才会顺着支架增殖，分化成为成千上万种不同组织类型的细胞，并极为有序地组成了有功能的组织器官。如果把这些支架扫描，再用 3D 打印技术再现，干细胞发育形成器官的效能就会大打折扣。这些实验结果提示我们，那些脱细胞的动物脏器支架，按照生命科学的定义，它们是"死"的，但它们蕴含着**生命自组织的全息化信息**。是这些信息牵引着渗入的干细胞定向增殖和分化成为一个有型、有功能的器官。只有在生命自组织现象及其规律被充分揭示的基础上，上述这些问题才能真正得到解决。这需要多学科的大协作，远不是一个个体可以驾驭的。

因此，我们期待着永生不老的奇迹出现，但更应关注我们当下的健康状态。如果能保持无疾病缠身，生活愉快的状态，谁还在乎能活多久。

狄更斯《双城记》开篇那段经典的话或许可以被用来表述一个快速发展的但又充满矛盾的社会：

这是一个最好的时代，这是一个最坏的时代；

这是一个智慧的年代，这是一个愚蠢的年代；

这是一个信仰的时期，这是一个怀疑的时期；

这是一个光明的季节，这是一个黑暗的季节；

这是希望之春，这是失望之冬；

人们面前应有尽有，人们面前一无所有；

人们正踏上天堂之路，人们正走向地狱之门。

让人活得有质量的外骨骼

现在越来越多的人已经意识到，活得多长并不重要，活得多好才最要紧。但到底有多少人已经幡然醒悟，走在自我健康管理的大道上。中年没有把握好，随着年龄的增长，进入老年，人就会快速向衰弱方向发展，也就是我们常说的向老态龙钟的状态发展。其主要原因就是增龄带来的骨质流失，导致骨骼变脆，肌肉变少，从而导致全身支撑和平衡力量下降，后果就是跌倒的风险大增。如前所述，跌倒可以说是老年医学的"万恶之首"，有报告指出，目前，跌倒已成为老年人意外伤害死亡的首要原因。即便不跌倒，颤颤巍巍的步态、有气无力的身体也使得老年人的生活质量大打折扣。解决这一问题，科技发展给出了希望。我们把这类通过外力增强老年人技能的技术统称为增强技术，最典型的是外骨骼技术。

据深圳先进技术研究院智能仿生中心的何勇教授介绍，外骨骼机器人包含了机器视觉、人机交互、控制器及传感器四大系统，是基于仿生学和人体工程学设计，融合了传感、控制、信息的"可穿戴机器人"。早期目标集中在军事用途上，主要面向开发强悍战士。这类战士的写真版可以在"钢铁侠"这类电影里看到，驻在完整的钢铁盔甲中的战士可以自如地操控他们的钢铁四肢，力大无穷、无所不能、战无不胜。

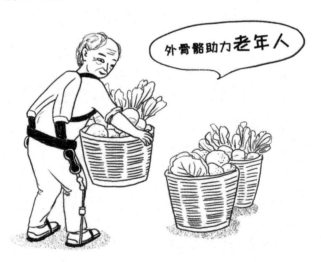

很快，这些技术就转向了民用，主要集中在解决伤残人士的自主行动上。随着"脑机接口"技术和人工智能（AI）技术的快速发展，外骨骼技术目前已进入实用阶段，残疾人义肢的灵活性已经接近真人肢体，甚至具有更强的力量。曾被誉为"世界上跑得最快的无腿人""残奥会上的博尔特"的南非残疾人短跑运动员，奥斯卡·皮斯托瑞斯安装的两只义肢，让他在跑道上像个"刀锋战士"，给人留下深刻印象。

这几年，工业用的外骨骼系统也迅速兴起，这些产品并不是为人们提供超强的力量，而是提供超强的耐力。比如肩部助力外骨骼可以极大地缓解肩部的疲劳问题。腰腹助力外骨骼在需要长时间重复性弯腰的工作岗位，给人们提供腰部的助力以及保护。这些装备的普及使用可以大幅度提高劳动效率，减少工伤和职业病的发生，降低医疗负担。目前推广上的障碍还是成本问题，对于厂家来说，如果成本昂贵，还不如直接使用机器人替换工人，这也是目前我国制造业的发展方向。

再回到我们关注的老年问题，也就是老年人能力增强系统的研发和普及上目前也已有了很大的进展。与传统"钢铁侠"穿的那类外骨骼不同，用于老年人增强技术的外骨骼必须具备超轻的重量与极其简化的结构，还要有高度的穿戴舒适性。高科技服装公司Seismic最近发布的一款动力内衣成为这类产品的典范。它由舒适的内衣、中层紧贴的可模拟肌肉伸缩的增强器以及最外层的控制芯片所组成，可以让那些站立、行走困难的老人"行走自如"。

日本一家公司研发的一款更简洁的背带式内衣，称为Support Jacket，它可以让老人轻松抬起10公斤的物体，也可以增强腿部肌力，辅助正常行走。

除了辅助行走、增加负重能力外，还有多家公司开发了防跌倒气囊。这是一个类似汽车防撞气囊的装置，平时穿在腰间，当跌倒的一瞬间，智能芯片会立即开启气囊，产生高效的缓冲作用，最大限度防止因跌到而造成的擦伤或骨折。

只要有需求，就会有生产动力，相信不久的将来这些技术就会实用化，并逐渐走进千家万户。

讲到新科技，我们经常会在留言中看到一些抱怨"这么贵，老百姓用不起"，诸如此类不一而足。其实，民众大可不必有此心态，完全是自找纠结。让我们回头看看手机发展的历程就会明白这个道理，绝大部分高科技产品的开发过程都要有一个"劫富济贫"的过程。最开始，只有那些有经济实力的人才有消费这些高科技产品的动力和能力，满足他们的需求，才能造就市场，有了市场就会有更多的投资，有了更多的投资，技术就会大幅度提升，成本就会大幅度降低，普惠的民众就越来越多，这些高科技产品最终就成了日常用品。如果把早年贵得要死的"大哥大"送给现在的任何一个小学生，愿意要的人可能几乎没有，不要说上网，它们连发短信的功能都没有。

增龄科学——指引年轻化的新路径

在谷歌的首席未来科学家雷·库兹韦尔预测的人类永生技术还没有现实化的当下，我们更关注的是能否年轻化。

其实，对我这样一个年逾60岁的人来说，这是一个很让人揪心的事。因为如开篇所说，我1992年就有过自我健康管理的念头，如果那时候有我现在这样的知识储备，那我现在的生物年龄一定还会再年轻10岁，就像一个马上要过熟的西瓜，你可以想方法让它熟透的时间再延长，但绝无可能让它再变回成一个生瓜。所以，如果在读我这本书的你，还是个年轻人，请一定记住我的话，现在就开始认真规划你的健康管理计划，并坚决落实，等到了我这个年龄，你不但有炫耀的身体资本，而这实际也会为你继续创造财富，多攒出了二三十年来享受美好生活。

过了60岁就不能再年轻了？也不全是，只是不一定叫作年轻化，而应称其为"活力化"。用目前时髦的增龄科学的话说，叫延缓衰老或改善衰弱。

2012 年，由美国国立卫生研究院（NIH）老年医学研究所所长（NIA）Felipe Sierra 和衰老生物学系主任 Ronald Kohanski 共同发起了一个 NIH 内跨学科的增龄科学或年龄科学兴趣联合体（Trans-NIH Geroscience Interest Group，GSIG），NIH 的 27 个研究所或中心中有 21 个加入其中，足显其重要性。在过去短短几年中，GSIG 已成为全球老龄科学研究领域的旗手，带动增龄科学的研究和成果转化。

增龄科学的任务就是将衰老生物学的研究成果与临床老年医学密切融合，利用"抗衰老"的手段干预慢性病的发生，提高老年健康质量和人均健康寿命。与传统老年医学不同，增龄科学是一种多学科参与的、整合医学理念的整体干预模式，在通过降低生物年龄（年轻化）实现"延年益寿"的基础上阻止或延缓慢性病发生，减轻失能程度。例如，二甲双胍临床验证的目标是通过调节机体代谢速率，改善肠道微生物，减少炎症发生，促使受试者机体"年轻化"，在延长受试者寿命的同时，减轻慢性病危害。

增龄科学也改变了传统老年医学的临床行医范式。不但大大提高老年慢性病的干预和治疗水平，更重要的是为民众提供了行之有效的慢性病防控方法，并催生出新兴健康产业。通过对热量限制（calorie restriction）机制的研究，发展出科学、安全、易行的"轻断食"生活方式，可以通过控制体重延缓甚至逆转代谢综合征和糖尿病的病程。在抗衰老研究的基础上，研发的一系列生物小分子体内衰老细胞清除剂（senolytic，也叫僵尸细胞清除剂或溶衰素）可以高效实现老龄动物的年轻化，延缓慢性病发生，大幅提高动物的生存质量，成为目前最为热门的健康产业投资领域。

衰老是种病，或可被治愈

2016 年，来自纽约的美国急诊科医生 Musa，在知名科普杂志 *The Scientist* 上提出了一个具有爆炸性的观点，衰老不过是一种疾病，公开支持剑桥计算机兼生物学家 De Grey 多年研究的观点，认为衰老是与癌症、糖尿病一样的一种疾病，也是一种病理过程。这一设想更是清晰地表达在哈佛学者辛克莱（Sinclair）最近出版的新书《可不可以不变老》中。他在书中引经据典地证明衰老是一种病，可以被治疗。其实，2016 年，紧接着 Musa 的文章，*The Scientist* 杂志在下一期又刊登了一篇与 Musa 观点针锋相对的文章，*Opinion：Aging，Just another Disease*，说衰老不能被说成是一种病，但根据目前的趋势，定义衰老是一种疾病在老龄科学领域几乎已是板上钉钉的事。

我为什么要强调和支持衰老是一种病的观点，不仅仅因为我现在从事老年医学研究，关注学术的发展动态，最主要的是这一定义跨越了实足年龄（chronological age）的维度，将衰老的定义融进了全生命周期中，更符合前面所提到的增龄科学的内涵。其实，把衰老定义为一种病可以算得上增龄科学的一个重大进展，扭转了过去把衰老定义为不可逆转的被动局面。作为一种疾病，年龄尺度就不是评价衰老的单一标准，也许一个被诊断为衰老疾病的人年龄只有 30 多岁，而一个已经 80 岁的老人，也可能被诊断为轻度衰老，所以把老龄科学改为增龄科学是有道理的。

将衰老定义为疾病，就得有诊断的标准、干预的措施和治疗的方案，其实这领域的发展比我们想象得还要快。至此，我们的养生就会从一种模糊的状态逐渐转向为一种在清晰的生理指标引导下的状态。

清除僵尸细胞，阻止衰老进程

在这些进展中，最让我期待的，也是我目前竭力去组织研发的领域是"僵尸细胞清除剂"（也有人称其为溶衰素，与 senolytics 这个词挺接近）。随着增龄，人体内的细胞逐步老化，这些老化细胞表面会暴露出特定的老化标志物。这些细胞很容易引起体内的炎症反应，被称为"僵尸细胞"，是导致从心脑血管疾病到癌症的各类疾病的源头诱导物。近些年大量的研究发现，定量地清除这些细胞可以使实验动物在全面年轻化的同时，大大延缓其慢性病的病程，病情得到改善。定向清除这些细胞的手段可以是小分子药物，也可以是基因修饰，而我更关注的是细胞治疗。

早在 20 世纪 80 年代后期，我就投身于生物治疗研究，并于 1990 年成功组织实施了第一例用国产白介素 -2 诱导的外周血及肿瘤组织浸润杀伤性免疫细胞治疗末期癌症患者，取得了巨大的成功。在那时，我就意识到基于免疫细胞的生物治疗必将成为肿瘤治疗，特别是预防肿瘤复发的主要治疗方法，而且也是一种抗衰老的新技术。

一晃 30 多年过去了，新型免疫治疗技术、嵌合抗原受体 T 细胞（CAR-T 细胞）技术（一种改造过的体内可以靶向肿瘤细胞，并高效杀伤肿瘤细胞的免疫细胞技术），对某些肿瘤的疗效已可以达到治愈，而且还在继续发展，但我的兴趣却转向了抗衰老。为什么？因为肿瘤是生物进化过程中的一个伴随现象，不断的进化过程已经使得大部分肿瘤具备很强的环境适应能力，化疗、放疗、抗体、免疫细胞等的治疗都会导致耐药，即，肿瘤细胞可以不断变异，产生出各种各样的新细胞来逃避给予的治疗。上海肿瘤研究所名誉所长顾建人院士把癌症形容成为一个黑社会，你打掉它一个黑老大，又会起来另一个黑老大。中山大学吴仲义教授的研究也证实了这个概念。他们把肿瘤切片划分为若干个区，就好像不同省市一样，把每个区里的肿瘤挑出来，去做全基因组测序，结果发现不同"省份"来的肿瘤之间存在着千差万别。所以任何以肿瘤靶点为导向的生物治疗都有可能在把目标敌人全部消灭后，又面临着改头换面重新生长出来的肿瘤细胞的反扑。对于衰老的僵尸细胞，情景就完全不一样，它们的标志物是统一不变的，我称其为"着装一致"。瞄准这些靶细胞，打一个，死一个。清除僵尸细胞，就阻止了炎症，也就很大程度上阻止了衰老进程和肿瘤发生。而抗衰老的主要内容包括了预防肿瘤发生，因为肿瘤很大程度上就是衰老的产物。当然，事物都有其两面性，衰老或死细胞在体内也扮演着正负双向调节的角色，不能完全清除，所以必须要有正确的策略。如果你现在30岁左右，有条件找到专业实验室帮你抽取外周血淋巴细胞，制成特异性能清理你体内僵尸细胞的CAR-T储存着，选择人生的不同节点进行限量回输，也许会起到"冻龄"的效果。写到这，我又想起1992年让我浑身一激灵，停却了脚步的那一刻，如果那时我能掌握这些知识，这会我一定是在"冻着的年龄状态下"与你们畅想未来，那该有多好！

　　这个技术对于健康人来说或许还存在一些风险，也非刚需，但总比去尝试那些不靠谱养生方法更科学。但对有些人，这个技术是刚需，即癌愈群体（cancer survivorship）。癌愈群体是指那些得过癌症，目前处于无瘤状态的人。2019年公布的数据显示，这类人在美国已达1690万，占其总人口之比的5%，到了2030年，这类人将达到2210万。在中国，癌愈群体的确切人数目前不清楚，而且几乎被忽视。几年前，我与几位国内顶级肿瘤专家坐在一块探讨，我请教他们国内谁在做癌愈群体的研究和管理，他们竟然都没太关注这类人！而恰恰是这类人对预防肿瘤复发的需求是最强烈的，对新技术的依从性也是最好的。

因此,我在组合资源组建一个"癌愈群体养护中心",力图创立一个全新的模式,即为癌愈群体提供优质的服务。这些服务包括利用患者首期肿瘤样本(病理片),交给我们信任的基因检测联盟公司做全面的肿瘤基因组分析,不但要筛选出指导肿瘤治疗的靶点分子,还要找出这一个体独一无二的肿瘤基因标志,为其单独设计一个个性化的检测方法。这等于给这个患者增添了一双眼睛,随时监测体内由微小肿瘤释放出来的循环 DNA,确定肿瘤复发的迹象。与此同时,我们还根据患者的靶点分子设计靶向杀伤肿瘤的 T 细胞。这些细胞可以冻存、解冻、扩增和体内回输。设计的这些分子诊断方法和杀伤细胞当然也可以在肿瘤的治疗中发挥作用,但主要用途是用于动态监测患者无瘤状态后(治愈)的复发迹象,并给予及时的生物治疗干预。CAR-T 细胞是目前杀伤肿瘤能力最强的细胞制剂,也有很多的种类可供选择,我们团队的高基民教授是这方面的专家,对有复发倾向的或者没有倾向的癌愈群体都可以定期回输量身定做的 CAR-T 细胞或基因修饰自然杀伤细胞(CARNK),在清除肉眼难以辨认的小肿瘤方面,这些细胞应该是游刃有余的。所以,我们产业的观念要改变,不要老盯着医院这个阵地,更要关注院前、院后,把健康促进和慢性病管理的理念真正融合到为人民服务之中。

讲到细胞治疗,就不得不提干细胞。干细胞的确是健康促进和慢性病管理的一个利器,只是现在舆论和概念有些离弦走板。导致没有循证依据的干细胞养生、美容项目国内外满天飞,而且花费不菲。

干细胞——再生医学的未来

中国科学院周琪院士领导的团队在第一个干细胞先导研究项目的资助下实现了间充质干细胞(MSC)修复子宫内膜,使很多不孕妇女顺利怀上了宝宝，这是一个非常可靠的技术。上海同济大学附属东方医院刘中民院长领导的团队，利用间充质干细胞治疗关节退行性变也取得了实质性的进展。目前中国科学院的干细胞第二期先导项目转向了器官再造，不断涌现出激动人心的进展，相信到谷歌首席未来科学家雷·库兹韦尔预测的人类永生技术第一个拐点——2029 年时，干细胞技术一定会在退行性疾病治疗、神经损伤（包括脊髓损伤）修复、糖尿病康复等领域取得突破性进展，进入实用阶段。

目前用于临床的间充质干细胞主要来源于自体的骨髓或骨髓动员的外周血单个核细胞，以及脂肪细胞。这些细胞可以在体内外分化为各类组织细胞，因此可以用于修复退行性变的关节、受损的脊髓和心脏。由于自体细胞的取材比较麻烦，也受个体自身各种基本状况的限制，脐带血干细胞因为其免疫原性低，可以做全面的质量控制，能够冻存、复苏和扩增，就成了临床用间充质干细胞的重要来源，也颇具中国特色。目前已有多家的脐带血干细胞制备、检定的规程通过了中国食品药品检定研究院的复核，为临床应用提供了安全可靠的细胞来源。

干细胞治疗各类疾病的临床验证在国内外如火如荼地开展着，已有多个产品被批准上市，为疾病的治疗带来了新的希望。除此之外，由于脂肪细胞相当容易被采集，其中分离出来的间充质干细胞除了用于疾病治疗，还广泛用于整形和美容，效果都很显著。目前国家已出台了各种法规，规范干细胞产业，尽快消除目前该市场鱼龙混杂的局面。

特别提醒的是，干细胞治疗绝对不是一个抽出细胞、打进细胞那么简单的事情，需要做全面的评估和制定详细的个体化临床方案，并且在回输时要有充分的毒副反应监测和急救措施做保驾。因此，没有一个完整强大的临床和实验室团队做支撑是保证不了质量和疗效的。所以，千万别到非正规医疗机构接受"干细胞抗衰老"等服务，效果难说，风险很大！

顺便提一句，上海同济大学附属东方医院美容科的青年专家刘为廷大夫给我说过，干细胞在美容修复中的效用的确惊人。这些天天看着服务对象变得年轻的大夫都在考虑是否早点存储一些自己年轻的干细胞，以备后用。

虚拟配偶时代——健康的利器，抑或灾难

数字网络时代的到来有可能彻底颠覆现有人与人之间的两性关系，人类的角色在很大程度上有可能会由虚拟伴偶和智能机器人来补充，甚至代替。美国资讯科技与社会学家尼尔森早在网络还没有普及的1975年，就在其著作《计算机解放 / 梦想机器》中创造出一个新名词——远程性爱（teledildonics）。远程性爱是指一种容许伴侣通过数据连接来传达触感和动作的远程性爱相关技术。而随着技术的进步，这个领域的发展早已超出了当时的预期，并成为一个重要的科技领域，性爱科技（sextech）。

性爱科技太重要，以致 Make Love Not Porn 的创立人 Gallop 说："因为性是我们的一切和我们所做的一切的核心，所有我们所面临的与性有关的不良社会行为，从性交易、性虐待、强奸、性暴力及性病传播、意外怀孕，到不幸的婚姻关系破裂等等，都可以通过旨在改变我们对性的思考和行为方式的新技术而受到积极影响。"

当性爱科技深入人心，性作为生物繁衍的基本功能将被彻底肢解，与其所具备的社交、情欲和娱乐功能也会完全分离。正如谷歌的首席未来科学家雷·库兹韦尔2016年接受某杂志采访时所说："你完全可以与人发生关系而不生孩子，也可以生孩子，但不与人

发生关系。"

这类新科技将改变我们的人际关系。尤其当基于人工智能的仿真机器人成为很多家庭的正式成员时,我们的社会将完全处于一个人际关系颠覆的时代,而这个时代却已大踏步地向我们走来!

这类技术的兴起与渗透也许是非常可怕的一件事。设想,如果我们很多年轻人要有这么个理想的智能仿真伴侣,他们还有兴趣与社会交流吗?人类还能繁衍吗?他们的心智,甚至体能都会衰退。一个充满此类关系的社会,难道还能有健康向上的氛围吗?

如果现在的仿真伴侣达到了如此高超地超越了个人能力的智能水平,那家庭、个人和社会到底会变成什么样,的确值得思考。但是从今天到后面的几十年里,性爱科技很可能会达到市场化。我们要什么,不要什么,是否是现在就要考虑的问题?

性科技对于社会,对于家庭,对于健康到底是好还是坏,相信争论永远不会断。

对于年轻人群,这个问题的确应该早早引起警觉。因为,如果你现在检索 Sextech,很可能会把它分类到成瘾(addiction)的条目下。现在绝大部分年轻人已经得了手机成瘾症,或者至少叫作"手机依赖症",由此引发的手机综合征,诸如因为频繁使用手机而导致机体精神、躯干、视力等方面的疾病或不适等,将很快成为人类最大的慢性疾病,而 Sextech 可能带来的身心健康问题亦显而易见。

也许我们现在就得行动起来,将这些技术进行分类,将使用这些技术的人进行分类,并且设置技术壁垒。

其实目前对于高仿真智能机器伴偶,社会上质疑、担忧和批判的声音早已不绝于耳,特别是针对这类技术监管的法律真空更是让很多女权主义者和家长忧心忡忡。基于不伤害原则对人设定的法律,对这些机器人,甚或是不见踪影的虚拟人所做的一切将如何去约束和惩罚? 相反, 如果有人劫持了另一个人心爱的机器伴侣, 并对其做出不公之举, 对这个人应该如何去惩罚, 是把那位机器伴侣当作一件机器, 还是当作一个人? 也许, 基于人的贪婪和私利发展出的很多产品或将远远超出了当年阿西莫夫制定的机器人规则。

　　人类将再次为自己的创造而百般困惑, 而面对潮流涌动的 Sextech 我们真的准备好了吗?

第十六章　健康产业支撑全民健康

　　全民健康促进需要产业的支持，健康产业成了资本、地产和社区关注的新热点。然而，到目前为止，无论是养老领域还是健康管理领域大家还都处在"摸着石头过河"的状态，还没有哪个业态进入盈利阶段，一轮轮的投资，一轮轮的撤资。问题出在哪里？开篇我已说明，这本书的焦点在于唤醒民众健康意识，强化个人在全民健康促进中的责任义务，并不是一本专业介绍或纯粹的战略研讨的书籍。然而，即便是每个人有强烈的健康促进和维护的意愿和决心，技术支持和专业指导也是必不可少的，毕竟健康维护、疾病防控和慢性病管理是非常专业的，是需要资质认证的行业。所以在这一章中我重点围绕慢性病可防可控，但不可治愈的思路谈一下未来慢性病和健康管理落地的一些心得，以期除了民众外，也对产业和管理层面的同仁也有一定的启示。

慢性病治疗的核心在于医院外管理

　　医生的角色很重要，但有水平的医生或者被称为优质医疗资源却很稀少，所以，再好的设备，如果没有好的医生做支撑，也得不到好的医疗服务。然而，大多数的医疗问题和处置并不需要顶级的医疗专家亲自出马，受过系统训练的青年医生完全能够发挥其基本医疗职能，解决七成以上的医疗问题，如果是专科医生这个比例还会更高些。问题是，现阶段民众的愿望是希望要看最好的医生，得到最好的医疗服务。如何解决这一问题，我拿出一个案例供大家探讨。

有一个知名集团要拿出几十亿做公益，对标领域是医疗健康，由于他们对投资定位拿不准，所以找我去咨询。当然，建一所冠名医院是最容易体现公益性的，既造福了四方百姓，又是他们的初衷。然而我先给他们讲解了一组数字，我国现有高血压患者 1.5 亿多，其中知道自己有高血压的（知晓率内的）大概有三成，这三成人中在服药的（依从性内的）大概也只有三成。而根据中国医学科学院阜外医院高润霖院士近年的报道，在这些服药的患者中，能达标的（血压控制到位的），100 个中不足 15 个。如果按照美国心血管学会新版的高血压诊断标准（130/80mmHg），100 个吃药的患者里面只有 3 个是达标的。也就是说，都在吃着药，100 个患者里面有 97 个是在白吃药！高血压如此，糖尿病、高血脂也如此。前面说过慢性病的特点是长期迁延，可以延缓，但不可治愈，因此大多数患者要终生服药。问题是，这些人长期服药的过程管理应该由谁来管？让医院的医生管，行不通，他们每天看新病人都忙不过来。基层医疗机构往往药物种类短缺，也缺乏先进的院外管理的设备和系统。

所以，我给出的咨询意见是，别只改革医院，还可以建所新型健康促进和慢性病管理中心，不管患者在哪家医院就的诊，都可以拿着医院的诊断和处方到这个管理中心去咨询。管理中心根据他们的诊断和处方，配置穿戴设备，全程管理他们处方执行的过程，监控疗效和副作用，管理中心与患者可以与经治医院的医生建立三方互动模式，使得患者的用药及相关生活信息完全呈现在经治医生眼下，经治医生可根据管理中心反馈的动态数据及时调整患者的治疗方案，再反馈到中心，进一步优化管理方案。目前已经有公司发展出集成的、可以满足慢性病大部分检测指标的生理生化检测一体机，让患者可以随时就近或在家采集数据，这些数据的管理可以避免我前述的药物副作用，同时大幅提高处方执行的效率，最终让患者获得最有效、安全和合理的治疗。

如果这个模式能与医改的支付改革联动起来，发展一套医院外"诊断关联组"（DRG）医保支付模式，发展前景会很好，管理中心的专家也可以根据他们自己的经验对一些病情复杂的患者提供直接的医疗服务，收取的是医疗服务费用。这可以视为未来医药产业的新模式，也是慢性病人群的一个刚需。

没有医学支撑的穿戴设备都将沦为玩具

这句话不是我说的，是麻省理工（MIT）穿戴设备之父阿莱克斯·彭特兰在一次公开讲演中所说的。他的本意在于，目前我们设计的很多穿戴设备，可以实现用户自己的数据收集和展示，但是它并不能告诉用户这些数据背后的医学问题，更不能提供解决问题的路径。这个问题提得很尖锐，就如同我在前面讨论睡眠那章中提到过的是否该用睡眠监测肩垫所遇到的问题是一样的，早上起来，肩垫告诉我，我睡得很好，我还要它干什么？肩垫告诉我，我昨晚睡得差极了，我自己也知道，那它能帮我做什么？

现在学界和网络上见得最多的词就是 AI——人工智能。AI 可以改变很多的事，颠覆很多的事，但在很长一段时间内它只能是医疗决策的助手，我们称之为辅助决策。如前所述，医疗的特点就是不确定性，即便融合了 AI 技术，不确定性依旧存在，只不过利用 AI 的辅助决策可以大幅度提高医疗决策的效率。换句话说，在相当的一段时间内，医生的作用不可被替代，但问题是，好的医生就那么多，日益增长的需求如何解决，这是最值得探讨的问题。

让我们先看看就医的基本流程：患者感觉身体不舒服，到医院就诊，到了医院，导诊员会根据患者基本主诉（哪里不舒服，如何不舒服）指引你去挂相应科室的号，然后看医生；医生根据你的主诉初步判断你的患病情况，然后会安排做体格检查和辅助检查，根据检查的结果诊断你患有什么疾病；比较严重的会收住入院，再做更为详细的检查，做出更精准的疾病诊断和分期；对于非住院患者，医生开具处方让患者取药，回家按照医嘱吃药；患者吃了药，感觉症状缓解或没缓解，再次复诊，医生再根据复诊的情况决定是否继续原有疗程，抑或调整。所以，患者在脱离医生后的院后的过程对医生来说是空白的，处方执行的效率完全依赖患者的依从性，突发的药物毒副反应首诊医生也是难以知晓的。由于现在中国的现实情况是医生面对的患者实在太多，很难关注每一个患者院后的病情转归，而患者找到相同大夫再次就医的可及性更差，效率很低。

讲到这里，就又回到我高血压治疗那个故事上了，我发现自己血压高，然后就去做检查，背动态血压计，做颈动脉 B 超，拿着结果去找专家看，他一看，说，"吃药！"然后他就开药，我拿药，并按照处方的医嘱开始服药，结果血压降下来了，但心率也变慢了。幸亏我学过医，有些医学常识和资源，及时换了药，终止了药物的毒副反应。如果换做其他人，也许他只会沉浸在血压控制的喜悦里，并不会注意到心率过缓带来的潜在风险。正因为这件事，让我开始关注穿戴设备，我想，如果我有个戴在手腕上的仪器，能比较精准地实时测定和上传我的血压和脉搏，我的经治医生就会在第一时间在他手机上发现我用药出现的问题，及时给我提出停药、换药的建议，这样就能避免潜在风险的发生。同时，连续的实时监测数据可以为经治医生对处方疗效做出精准判断和调整提供科学依据，这可能就是借助穿戴设备和床边检测技术（POCT）实现慢性病管理的现实场景和产业努力的方向。

上面的例子再次说明，穿戴设备只是个工具，离开医生决策就是个玩具。穿戴设备的颠覆性在于它改变了患者 - 医生互动的复诊模式，使原本处于黑箱状态的医生处方执行的过程，可以时时掌握在医生的眼皮底下。

TUDoc 医疗团队——数字医疗产业的新核心

如上所述，无论医疗服务的模式如何改变，医生的性质不会变，而优质医疗资源永远都是短缺的。在这种情况下，如何实现基于远程技术的医疗资源均等化是摆在机构和资本面前最现实，也是最严峻的问题。我举个例子：早年在全国各地都曾冒出一些红火一阵的餐馆，在广州最令人印象深刻的是"东北人"，火到要在外面坐着板凳嗑瓜子排长队。进去后，浓浓的东北味对广东人来说更是新鲜和亲切，大家感觉特别好。可好景不长，没过多少年，这家饭店还在不在都成了个问号。原因是什么？除了竞争外，我认为就是扩张太快，分店呼呼地开。所有的分店都可以一个模样，一个套路，但大厨不可能一样。其实，很多酒楼饭肆红火后都面临相同的问题。相反，类似"真功夫""麦当劳"这类标准化的快餐店，除了选址不存在饭菜质量的差异。

与做饭做菜类似，医疗技术对于接受过同样训练和有一定年限临床实践经验的医生来说，在解决临床问题的能力上应该有 70% 的均等性，特别是在信息发达的当下，很多临床诊疗的方案都是路径化的，另外 30% 是医生水平的差异，其中可能有 5% ～ 10% 是专家水平的差异，但就是这点差异导致了医疗水平感觉上的"巨大"差异，让民众感觉到大医院的水平就是比小医院高得多。因为这个差异凸显的恰恰是解决临床复杂性疾病，或者是疑难杂症的能力。因此，如何让一个数字医疗机构的医疗服务都能达到专家水平，是巨大的挑战，请一大堆专家坐诊，显然实现不了。当年百度与解放军总医院联合办了一个网上医院，请我去论证方案，我听到他们的第一个目标就是要把总医院医生的"闲余"时间都挖掘出来。我听着就感觉不能实现。我问了一个问题，医生，特别是总医院的医生有"闲余"时间吗？

2016 年，受《衰老与疾病》（*Aging and Disease*）杂志邀请，我写了篇名为"老龄化中国的数字化医学：机遇与挑战"的文章，让我认真思考了医疗资源均等化的问题，其间也考察了国内一些知名的远程医疗中心，再次感觉医疗资源均等化是这个产业模式的最核心问题，也是最大的瓶颈问题。最后我与健康管理研究院的曾强教授一起讨论，设计出一个 TUDoc 模式（the unified practice doctors model），即基于临床路径一致化训练的医生模式。在这个模式中，数字化医疗服务机构的一线基础医务人员要在专家的培训和带教下实现临床路径一致化和均等化训练，即全部一线医生要达到培训专家至少 70% 以上的水平，他们才可以代表这些专家在一线提供服务，这些医生就叫作临床路径一致化的医生（TUDoc）。这些医生提供的服务，特别是在非面对面线上服务时，患者的感受和体验与他们期望的专家接诊是一致的。一个 TUDoc 可以同时管理 10 个或更多的患者，当他遇到 70% 以外的诊疗问题，就上交给上级专家处理。如果一个上级专家负责 10 个 TUDoc，他就可以同时管理 100 名患者，同理，如果机构有 10 位上级专家，它就可以同时管理 1000 名患者。当患者中出现了最难的、少见的那些 10% 以内的、上级专家也解决不了的棘手的诊疗问题，那就交给机构之前协议的在"云"里候着的顶级专家去解决。这些顶级专家一年也许只有几次机会参与这样的诊疗，而且能传到他们手里的这些病例也一定是他们感兴趣的，并愿意挑战的病例，他们的参与度是可以保障的。利用这一模式，机构的专家成本可以最小化。由于这个系统的医疗决策过程和结果是可以互相借鉴和学习的，因此越运行，系统内医生诊疗水平的均等化程度就越高。也只有采取这样的模式才能高效地解决远程医疗优质医疗资源均等化的瓶颈问题。同理，这一模式也适用于任何线下的医疗机构，包括养老机构。

所以远程医疗服务要走"'麦当劳''真功夫'的标准化模式"，而非"'东北人'的扩张模式"。

"三三制"模式——基层医生医疗水平均等化的新模式

几年前，国务院提出了医疗资源下移、前移的要求，强调县乡市三级医疗联动。作为探索，我也下沉到基层，从县医院走到社区医院，又走到村卫生站，调研了解了一下各级医疗机构的现状，结论就是越往下人才就越稀缺，其中一个原因还是我们的人才体系和薪酬体系存在问题。目前相关部门强推的全科医生制度，操作层面实在有些问题。经历了十几年本科、研究生和"住院医师规范化"培训的医生要下沉到基层，成为掌管民众基本医疗需求和分诊转送的角色，成本和代价实在太大。让这样的人才都到一线，特别是到老少边穷地区，光靠志向大概不行。最近一段时间，在国内在医师培训和认定制度的改革动态中让我们看到了一线希望。以我的观点，医生是个实践性非常强的职业，除了理论学习外，临床实践的经验最为重要，有经验的医生的"传、帮、带"作用最为明显，即便是个中专生，只要他系统学习过医学知识，在专家的带领下，也能很快成为专业级的医生。所以很多民众不知道，有些问题找医生咨询还不如找护士长咨询，因为护士整天同时与很多医生和患者打交道，并且是大部分医嘱的执行者和观察的第一人，他们积累的临床经验不一定比医生差，更何况现在的护理队伍的学历与医生也没有差别。基于上述问题，我提出了一个上下级医院联动的"三三制"模式。

　　"三三制"是我军淮海战役取胜的一大创举。当年，由于战斗激烈，我军战斗减员厉害，必须随时补充兵源，当时的新兵源有两类：一类是"解放战士"，即国民党俘虏转变过来的，很多是老兵，训练有素，但在思想觉悟上还需要强化；另一类就是新招的"新兵"，思想觉悟很高，但没有受过训练。所以，部队推行"三三制"，即三人一组，包括一个老兵，一个解放兵和一个新兵，老兵和解放兵可以很快提高新兵的作战能力，老兵和新兵又可以很快提高解放兵的思想觉悟，所以兵力扩增，实力不减，这是我军赢得解放战争的法宝，也是我党我军的制敌法宝。其实早年普遍实行的"传、帮、带"就是"三三制"的一个体现。十年前，我与华大基因研究院合作创立了"基因组科学创新班"，指导本科生在 Nature、Science 等杂志署名发表论文，采取的就是"三三制"模式：除了老员工带学生，我们还把生物科学与工程学院、化学与化工学院和计算机科学与工程学院的学生配成一组，互相借鉴，效率极高。

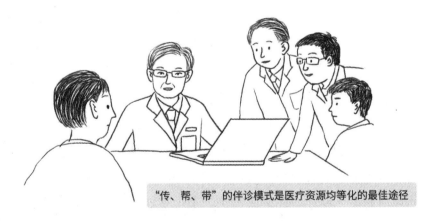

"传、帮、带"的伴诊模式是医疗资源均等化的最佳途径

　　再回到三级医疗机构的"三三制"模式，即先让县乡区（当然也可以是中心医院带下面的县市医院）医院的医生互相选择师生，成为对子，并保持经常性的沟通。最重要的环节是，每当在下级医院向上转诊患者的过程中，下级医院的医生一定要上去伴诊，

与上级医院的医生共同完成患者的诊疗救治过程。这样的好处就是，通过伴诊，下级医院的医生在上级医院医生的指导下通过实例的合作诊疗，迅速提高其诊疗水平，同时对上级医院医生的医嘱执行和患者的后期管理更为精准，体现以患者为中心的原则，老百姓喜欢。通过这一模式的实施，也使得结对医生之间迅速建立起"默契"，在以后的远程诊疗中，双方用几句话的交流就可能完成对患者的正确医疗决策。这一模式比下级医院派人员到上级医院进修的效率高得太多，而且可以把上下级医院的关系拉得更近。所以，医疗改革不能停留在条条框框上，还是要以人为本！

实现上述模式的广泛化推行，我建议还可以有两个措施。第一个就是要恢复中专学历医务人员的医师地位，设立医助、医士等岗位，让他们成为医师，设定有限处方权，并鼓励他们通过继续教育提升学历水平。我国每年有医护中专生数百万，让他们有医生的地位，下沉到他们熟悉的家乡、社区去为父老乡亲服务，比动员考了十几年的"全科医生"下沉自然效率要高得多。而且谁能保证这些人中间不会涌现出真正的有着悬壶救世理想的医学大家？第二个，要合理安排下级医生伴诊的差旅费，以保障系统的顺利运行。不少县医院的领导在与我交流后会立即思考和接纳这一模式。对他们来说这是一个见效最快、成本最低的医疗水平均等化的模式。

这次新冠肺炎疫情推动和完善了远程医疗体系的发展，率先在武汉地区用于患者的首诊和转诊，大幅提高了医疗资源的效率，再次体现出制度创新在全民健康与医药卫生事业中的作用，这是我们制度体系独一无二的，要坚持下去！

第三篇

结语

健康产业需要观念改变，模式创新

全民健康促进需要民众自身健康意识觉醒，自觉做好家庭健康的守门人，但是也离不开新的技术、医疗机构和医务人员的支持。健康产业是保障全民健康促进的最大支撑，但由于人的生命和健康是最复杂的系统，充满个性化和不确定性，而且医药健康产业又是技术和法规双重风险的产业领域，探讨新模式势在必行。

只有坚持不懈地大胆创新和积极探索，开创我国全民健康促进的新业态，才能为人民群众提供全生命周期的优质服务，形成万亿健康产业，其间，政府、社会、产业和民众的努力和责任都不可或缺。

后　记

　　2020 年年初暴发的新型冠状病毒肺炎疫情再次为全球公共卫生存在的不可预见风险敲响了警钟。我国用短短两个多月全面控制疫情，逐步恢复社会秩序，国际疫情却完全失控。目前新型冠状病毒肺炎疫情已全球蔓延，美国约翰斯·霍普金斯大学发布的实时统计数据显示，截至北京时间 2020 年 6 月 16 日 6 时 30 分，全球累计确诊新型冠状病毒肺炎病例 7 976 386 例，累计死亡 434 849 例；美国累计确诊 2 110 182 例，累计死亡 116 081 例。就连号称世界最强大、医疗条件最好的美国也成为本次疫情的"震中"，确诊患者已超过 211 万，死亡病例 10 万余人，据说就连英美深潜海底的潜水艇官兵都没有幸免。突如其来的新型冠状病毒肺炎疫情堪称全球疾病防控的一场对文化、制度和医疗体系的大考！

　　这次全球疫情防控战中，特别凸显的是疫情控制效果的好坏不但体现出制度的优势，更体现出公民个人责任在疫情控制中所发挥的不可替代的巨大作用。中国新型冠状病毒肺炎疫情防控所取得的举世瞩目的成就，是在党中央坚定的统一领导下，依靠全体人民，万众一心抗击疫情取得的，每个自觉参与疫情防控的人都是英雄。相反，西方国家的疫情失控很大程度是其过度强调的个人自由权利造成的。政府各种强制性策略和努力在民众恣意放任的个人生活行为下显得如此苍白无力。截至 2020 年 4 月 1 日，意大利累计确诊病例达到了 105 792 例，但就在这种情况下，居住在托斯卡纳大区普拉托市的 5 万名华人却无一人感染，创造了一个世界奇迹。这是华人团体中每个个体在面对疫情风险时能绝对自律的结果。"隔离，人权没了，不隔离，人全没了"（Human right or Human left）成了年度金句，非常形象地描绘了在重大公共卫生困境中个人和群体所做的贡献是巨大的，也再次证明本书所强调的公民是自己健康的第一责任人是多么的重要。

　　如同我在书中不断强调的，我国全民健康促进的核心是公民健康意识的觉醒。中国某些陋习和价值观形成了一部分民众难以改变的"疾病观"——不见棺材不落泪，直到病时方悔悟，他们会在患病时病急乱投医，花钱如流水，却难以在日常约束自己的消费方式，压缩不必要的开支，将其投入到必要的医疗健康保障上。面对可能致死的新型冠状病毒肺炎，组织调动全民的自觉行动是比较容易的，各个小区的居民对任何违规的个人和新增的疑似病例都会做出即刻而又激烈的响应，在疫情控制中发挥了极其有效的守门人作用，真是可点可赞。但他们对于身边胡吃海喝，大腹便便的人却视而不见，依旧享受在不良生活方式的放任和放纵中，让慢性病以温水煮青蛙的模式把大家一步步带向生命的终点，并在此期间让你感受到不可承受之痛苦。

　　我们在疫情期间，能克服种种困难忍受隔离和餐饮业停市所带来的各种不便，难道我们就不能再次痛下决心与不良的生活方式说再见，并在疫情之后涅槃重生，开启我们新的健康生活，以祭在这次疫情中不幸离世的同胞，以及在救助过程中牺牲的那些医务和公务人员吗？

推荐读物

埃伦·兰格, 2016. 生命的另一种可能: 关于健康、疾病和衰老你必须知道的真相: Counterclockwise: mindful health and the power of possibility. 丁丹, 译. 北京: 人民邮电出版社.

大卫·赖克, 2019. 人类起源的故事. 叶凯雄, 胡正飞, 译. 杭州: 浙江人民出版社.

国家卫健委, 2019. 2018年我国卫生健康事业发展统计公报.

贾雷德·戴蒙德, 2016. 枪炮、病菌与钢铁. 谢延光, 译. 上海: 上海译文出版社.

李·戈德曼, 2019. 反本能生存学. 刘洲, 译. 北京: 中信出版集团.

琳达·格拉顿, 安德鲁·斯科特, 2018. 百岁人生-长寿时代的生活和学习. 北京: 中信出版集团.

麦克尔·莫斯, 咪咪·史宾赛, 2014. 轻断食: 正在横扫全球的瘦身革命. 谢佳真, 译. 广州: 广东科技出版社.

米格尔·尼科莱利斯, 2015. 脑机穿越: 脑机接口改变人类未来. 杭州: 浙江人民出版社.

偶尔治愈, 2019. 生死之间. 北京: 中信出版集团.

皮特·S. 昂加尔, 2019. 进化的咬痕: 牙齿、饮食与人类起源的故事. 韩亮, 译. 北京: 新世界出版社.

王陇德, 孙树侠, 2019. 教授大揭秘, 减脂这点事儿: 肥胖是一种疾病. 北京: 团结出版社.

张娜, 马冠生, 2017. 《中国儿童肥胖报告》解读. 营养学报, 39(6): 530-534.